내 손으로 시작하는
아로마 테라피

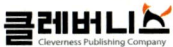
클레버니스
Cleverness Publishing Company

내 손으로 시작하는

아로마 테라피

이주예 지음

클레버니스
Cleverness Publishing Company

들어가는 말

에센셜 오일의 신비로운 향이 코끝을 자극하는 순간, 우리는 아로마 테라피의 매력에 빠져듭니다. 작은 병 속에 담긴 천연 오일이 주는 놀라운 치유의 힘을 경험하게 되죠. 아로마 테라피는 단순한 향기 요법이 아닙니다. 그것은 우리 삶에 긍정적인 변화를 가져다주는 자연의 선물과도 같아요.

오랜 세월 동안 아로마 테라피는 동서양을 아우르며 사랑받아 왔습니다. 고대 이집트에서는 에센셜 오일을 신성한 향으로 여겼고, 중세 시대에는 페스트를 예방하는 치료제로 사용되기도 했죠. 현대에 이르러 아로마 테라피는 대체의학으로 자리 잡았고, 그 효능은 과학적으로 입증되고 있습니다.

에센셜 오일은 식물의 꽃, 잎, 줄기, 뿌리에서 추출한 순수한 오일입니다. 라벤더, 페퍼민트, 티트리 등 다양한 식물에서 얻어지는 에센셜 오일은 각각 고유한 향과 효능을 지니고 있죠. 이 오일들은 우리 몸의 생리적, 심리적 반응에 직접적으로 작용합니다. 코를 통해 흡입되거나 피부에 도포되면 혈류를 타고 온몸에 전달되어 치유의 효과를 발휘하는 거예요.

아로마 테라피의 매력은 무엇보다 그 실용성에 있습니다. 집에서 간단히 따라 할 수 있는 다양한 아로마 셀프케어 방법들이 있죠. 디퓨저를 활용한 흡입법, 마사지나 스킨케어에 활용하는 도포법, 아로마 배스 등 생활 속 작은 실천으로 건강과 행복을 되찾을 수 있어요.

아로마의 힘을 빌려 스트레스는 날려 버리고, 피부에는 생기를 되찾아 보세요. 감기 걱정은 줄이고 면역력은 높이는 것도 잊지 마세요. 아로마 테라피는 우리 일상의 작은 스파가 되어줄 거예요. 나를 위한 힐링의 시간, 바로 지금 아로마 테라피와 함께 시작해보세요.

이 주 예

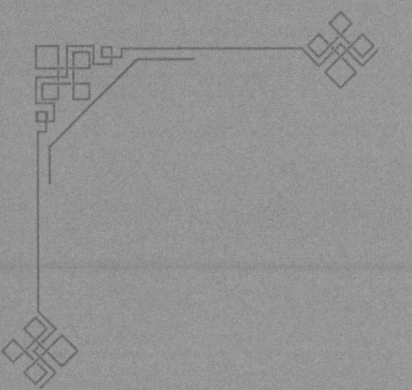
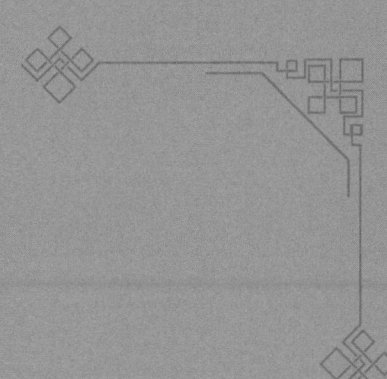

PART 1

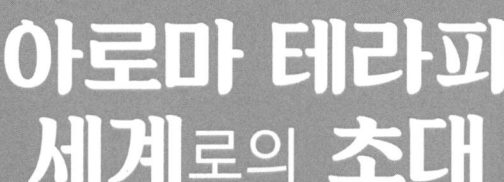

아로마 테라피
세계로의 초대

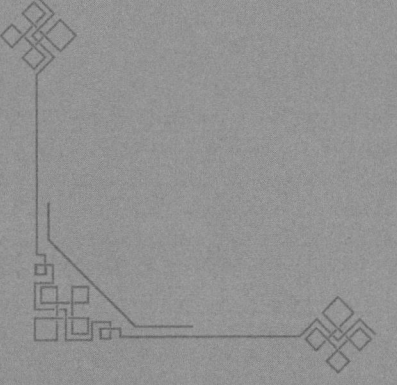
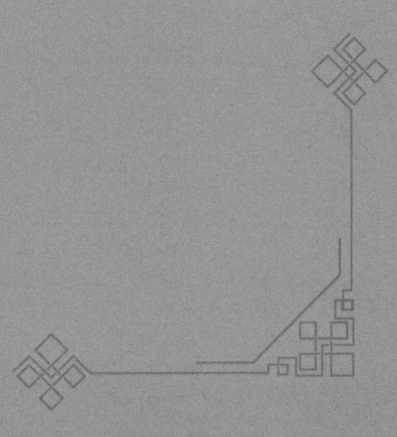

아로마 테라피 세계로의 초대

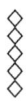

아로마 테라피와 함께라면 일상 속 행복이 더욱 가까워집니다. 자연이 선물한 에센셜 오일을 활용해 마음의 평온과 건강한 삶을 되찾아보세요. 지금부터 향기로운 아로마 테라피의 세계로 발걸음을 내딛어 볼까요?

매력적인 에센셜 오일의 향연 속으로 빠져보죠. 로즈부터 라벤더, 오렌지, 티트리까지 각양각색의 에센셜 오일은 고유의 매력을 품고 있어요. 에센셜 오일은 식물의 꽃, 잎, 줄기, 뿌리 등에서 추출한 순수한 오일이랍니다. 이 작은 병 속에는 식물의 생명력과 치유의 에너지가 응축되어 있죠.

에센셜 오일의 아름다운 향기를 흡입하는 것만으로도 우리는 아로마 테라피의 놀라운 효과를 경험할 수 있어요. 디퓨저에 에센셜 오일을 떨어뜨리거나 향기로운 티슈를 준비해보세요. 코를 통해 들어온 에센셜 오일 분자는 후각 신경을 자극하고 뇌의 변연계에 도달해 정서적 반응을 일으킵니다. 답답했던 마음이 맑아지고 긴장감이 녹아내리는 걸 느낄 수 있을 거예요. 간단한 흡입 방법으로 아로마 테라피를 시작해보세요.

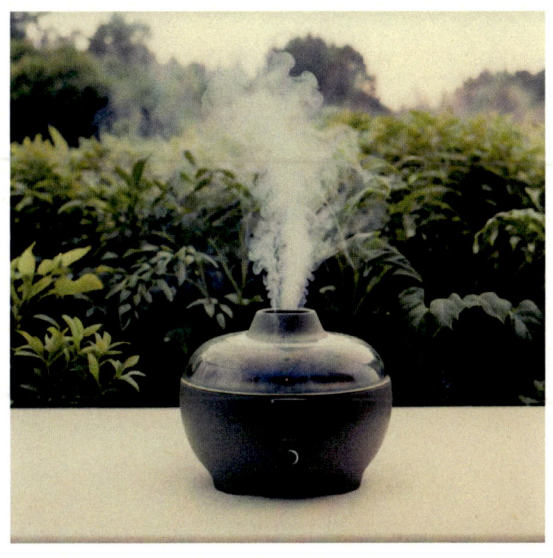

마사지와 스킨케어에도 에센셜 오일을 활용해보세요. 따뜻한 캐리어 오일에 에센셜 오일을 블렌딩해 피부에 부드럽게 마사지하면 긴장을 풀어주고 피로를 씻어내는 데 도움이 됩니다. 아로마 마사지는 에센셜 오일의 흡수를 촉진해 그 효능을 피부 속 깊이 전달하죠. 또한 수분 크림이나 로션에 에센셜 오일을 섞어 사용하면 피부 건강과 아름다움을 되찾는 데 일조할 거예요. 건조하고 예민해진 피부에 에센셜 오일의 영양을 듬뿍 선사해보세요.

목욕 시간에도 아로마 테라피의 매력에 푹 빠져보세요. 입욕제나 바스 솔트에 에센셜 오일을 더해 향기로운 배스 타임을 즐겨보세요. 온몸으로 따뜻한 물을 느끼며 에센셜 오일의 은은한 향기를 들이마시다 보면 어느새 심신이 이완되고 피로가 풀리는 걸 경험할 수 있을 거예요. 발을 담글 수 있는 족욕 요법으로 지친 발끝까지 생기를 불어넣어 주는 것도 잊지 마세요. 향기로운 물에 발을 담그고 느긋한 휴식을 취해보세요.

스트레스 가득한 일상에서 벗어나 마음의 안정을 되찾고 싶다면 아로마 테라피만한 게 없답니다. 라벤더, 베르가못, 샌달우드 등의 진정 효과가 뛰어난 에센셜 오일은 스트레스와 불안감을 해소하는 데 그만이에요. 편안한 음악과 함께 아로마 디퓨징을 하며 명상의 시간을 가져보세요. 고요함 속에서 깊은 호흡과 함께 에센셜 오일의 향기를 느끼다 보면 복잡했던 생각은 사라지고 마음이 평온해질 거예요.

생활 속 작은 습관으로 건강한 아로마 라이프를 시작해보세요. 아침에 일어나자마자 상쾌한 에센셜 오일 블렌딩으로 하루를 시작하고, 저녁에는 숙면을 돕는 아로마 필로우 미스트를 뿌려보세요. 집 안 곳곳에 에센셜 오일을 활용해 건강하고 쾌적한 공간을 조성하는 것도 잊지 마세요. 계절에 따라 어울리는 에센셜 오일 블렌딩으로 사계절 내내 아로마 테라피의 혜택을 누려보세요.

품격 있는 삶을 위한 에센셜 오일의 활용법도 주목해 볼 만해요. frankincense나 myrrh 에센셜 오일은 깊이 있는 우디 향으로 명상과 기도의 시간을 더욱 고요하고 경건하게 만들어줍니다. 육체적, 정신적 균형을 되찾고 내면의 성장을 도모하는 데 도움이 되죠. 나이가 들수록 에센셜 오일의 항노화 효과를 적극 활용해 아름다움과 활력을 유지해보세요. 클라리 세이지나 로즈 오일은 노화로 인한 피부 고민을 해결하는 데 일조할 거예요.

아로마 테라피를 안전하고 효과적으로 사용하려면 주의할 점이 몇 가지 있어요. 에센셜 오일은 강력한 추출물이기에 피부에 직접 바르기 전에는 반드시 캐리어 오일로 희석해야 합니다. 또한 처음 사용할 때는 소량으로 패치 테스트를 해보고, 자극이 있는지 살펴보는 게 좋아요. 임산부나 어린 아이, 반려동물이 있다면 더욱 조심스럽게 접근해야 해요. 에센셜 오일에 대해 잘 알고 현명하게 사용한다면 우리 일상에 긍정적인 변화를 가져다줄 거예요.

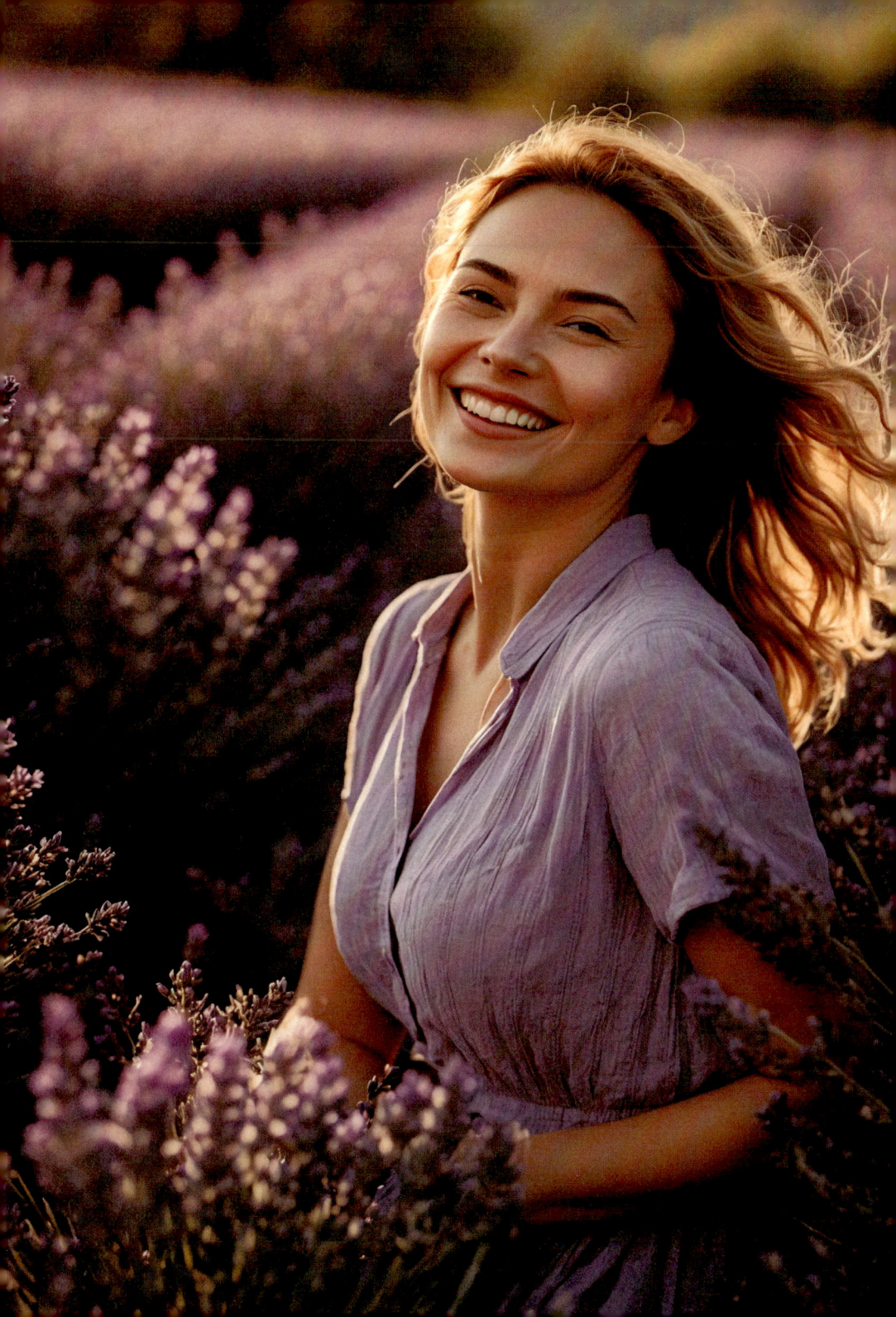

아로마 테라피, 그 매력에 빠지다

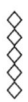

에센셜 오일 한 방울이 공간 전체를 감싸는 순간, 우리는 자연이 선사한 아름다운 향연에 빠져듭니다. 이처럼 아로마 테라피는 우리의 일상에 작지만 강력한 변화를 일으킬 수 있는 놀라운 힘을 가지고 있습니다.

아로마 테라피는 단순히 좋은 향을 맡는 것 이상의 효과를 선사합니다. 에센셜 오일은 식물의 꽃, 잎, 줄기, 뿌리 등에서 추출한 천연 오일로, 식물이 가진 고유의 치유력을 농축해 담고 있죠. 이 오일들은 우리 몸의 면역 체계, 순환 체계, 신경 체계에 직접적으로 영향을 미칩니다.

향기 분자는 후각 수용체를 자극해 후각 신경을 통해 대뇌로 전달됩니다. 이때 변연계가 활성화되면서 감정 변화를 일으키고, 자율신경계에도 영향을 주죠. 에센셜 오일의 항균, 소독, 진정 작용은 호흡기나 피부를 통해 직접 흡수되어 우리 몸에 생리활성 효과를 가져옵니다.

따라서 우리는 에센셜 오일을 흡입하거나 피부에 도포하는 것만으로도 심신의 건강을 되찾을 수 있습니다. 스트레스와 불안감은 줄어들고, 편안함과 이완감이 찾아오죠. 집중력과 기억력도 높아지고, 숙면의 질도 향상됩니다. 피부 트러블은 가라앉고 피부 재생력은 높아집니다.

불면증으로 고생하던 한 직장인은 라벤더 오일을 활용한 이후 숙면을 취할 수 있었다고 합니다. 수험생인 딸의 집중력을 높이기 위해 로즈마리 오일을 선택한 주부님도 계시죠. 티트리 오일로 자녀의 피부 트러블을 개선한 엄마의 사례도 인상적입니다.

이처럼 아로마 테라피는 우리 삶의 다양한 순간을 함께합니다. 출근길 차 안에서, 집중해야 할 학습 시간에, 바쁜 하루의 마무리 시점에, 우리는 에센셜 오일의 도움을 받습니다. 언제 어디서든 손쉽게 꺼내 사용할 수 있는 것도 아로마 테라피의 큰 장점이에요.

에센셜 오일은 서로 조화롭게 어우러질 때 시너지 효과를 발휘합니다. 블렌딩을 통해 나만의 맞춤형 천연 솔루션을 만들어낼 수 있죠. 에센셜 오일의 성분과 효능에 대해 공부할수록 다채로운 아로마 활용법을 발견하게 될 거예요. 디퓨저나 캔들은 물론 천연 화장품, 비누, 섬유 탈취제 등 다양한 아로마 제품을 직접 만들어 쓰는 재미도 쏠쏠하죠.

물론 아로마 테라피를 시작하기에 앞서 에센셜 오일의 안전한 사용법은 필수입니다. 오일의 특성과 희석 비율, 주의사항 등을 숙지하고 사용해야 부작용 없이 아로마의 이로움을 누릴 수 있습니다.

이제 아로마 테라피에 흠뻑 빠져볼 시간입니다. 에센셜 오일이 전하는 자연의 속삭임에 귀 기울여보세요. 우리 일상을 다채롭고 활기차게 만드는 작은 행복, 아로마 테라피가 여러분 곁을 든든히 지켜줄 거예요. 복잡한 세상 속 마음의 평화를 선사하는 친구가 되어줄 거라 믿어 의심치 않습니다.

에센셜 오일, 자연이 선사한 선물

◇
◇
◇
◇

에센셜 오일의 매혹적인 향기에 빠져들다 보면 어느새 자연의 선물을 받은 듯한 기분이 듭니다. 라벤더, 티트리, 페퍼민트, 로즈마리 등 우리에게 친숙한 식물들이 오롯이 담긴 에센셜 오일은 각기 다른 매력으로 우리 삶에 활력과 위안을 선사합니다. 에센셜 오일을 통해 심신의 밸런스를 되찾고 건강한 라이프 스타일을 가꿔나가는 즐거움을 느껴보세요.

에센셜 오일은 식물의 꽃, 잎, 줄기, 뿌리 등에서 추출한 농축 오일입니다. 식물의 생명력이 오롯이 담겨 있어 우리 몸에 자연의 치유력을 전해주죠. 싱그러운 허브 향의 로즈마리 오일은 머리를 맑게 해주고 기억력 향상에 도움을 줍니다. 청량한 페퍼민트 오일은 스트레스로 지친 기분을 쿨링해주고 집중력을 높여줍니다. 티트리와 라벤더 오일은 피부 진정과 숙면에 효과적이에요. 에센셜 오일을 흡입하거나 피부에 발라주면 식물의 생명력이 우리 몸에 스며들어 긍정적인 힘을 발휘합니다.

품질 좋은 에센셜 오일을 고르는 것이 무엇보다 중요해요. 자연에서 얻은 식물 원료를 정제 과정 없이 추출한 순수 에센셜 오일이 가장 이상적입니다.

유기농 재배 식물을 원료로 사용하고, 증기 증류법이나 냉압착법으로 추출한 100% 순수 오일을 선택하세요. 믿을 만한 브랜드의 제품인지, 품질 인증 마크가 있는지 체크하는 것도 꼭 필요해요. 에센셜 오일은 태양 광선을 피해 서늘한 곳에 보관하고, 구매 후 빠른 시일 내에 사용하는 것이 좋답니다.

건강한 아로마 라이프를 시작하는 첫걸음은 나에게 맞는 에센셜 오일을 찾아보는 거예요. 상쾌한 시트러스 향의 스위트 오렌지와 자몽, 부드러운 플로럴 향의 라벤더와 일랑일랑, 신선한 허브 향의 페퍼민트와 로즈마리 중 매력을 느끼는 오일을 골라보세요. 차분한 우디 향의 시더우드나 상큼달콤한 스파이시 향의 시나몬도 매력적이죠. 에센셜 오일의 다양한 블렌딩을 시도해 보는 것도 즐거운 경험이 될 거예요. 은은하고 편안한 숙면 블렌드, 상쾌하고 활기찬 모닝 블렌드 같이 용도별 시그니처 블렌드를 만들어 보세요.

에센셜 오일은 우리 일상에 자연스럽게 스며들어 건강한 생활 습관을 만들어줍니다. 아침에 일어나 상쾌한 페퍼민트 오일을 떨어뜨린 물을 마시며 하루를 시작하고, 욕조에 라벤더 오일을 풀어 편안한 배스 타임을 가져보세요. 집중력이 필요할 땐 로즈마리 오일을, 기분전환이 필요할 땐 스위트 오렌지 오일을 디퓨저에 떨어뜨려 은은한 향을 느껴보세요. 밤에 라벤더 오일을 베개에 묻혀두면 숙면에도 도움이 된답니다. 매일 휴대하며 사용할 수 있는 토닉이나 롤온을 만들어 필요할 때마다 에센셜 오일의 도움을 받아보는 것도 좋겠죠?

에센셜 오일을 활용한 아로마 마사지와 스킨케어도 건강 관리에 효과적입니다. 코코넛나 아몬드 같은 베이스 오일에 에센셜 오일을 블렌딩해 마사지하면 긴장을 풀어주고 피로 회복에 도움이 됩니다. 티트리, 라벤더, 프랑킨센스 오일은 피부 진정과 재생에 도움을 주죠. 에센셜 오일은 피부에 직접 바르기보다 베이스 오일이나 크림에 소량 혼합해 사용하는 것이 안전합니다. 피부가 예민한 편이라면 오일을 묽게 희석하고 사용 전 패치 테스트를 해보는 게 좋아요. 임산부나 어린 아이는 에센셜 오일 사용에 더욱 주의를 기울여야 합니다.

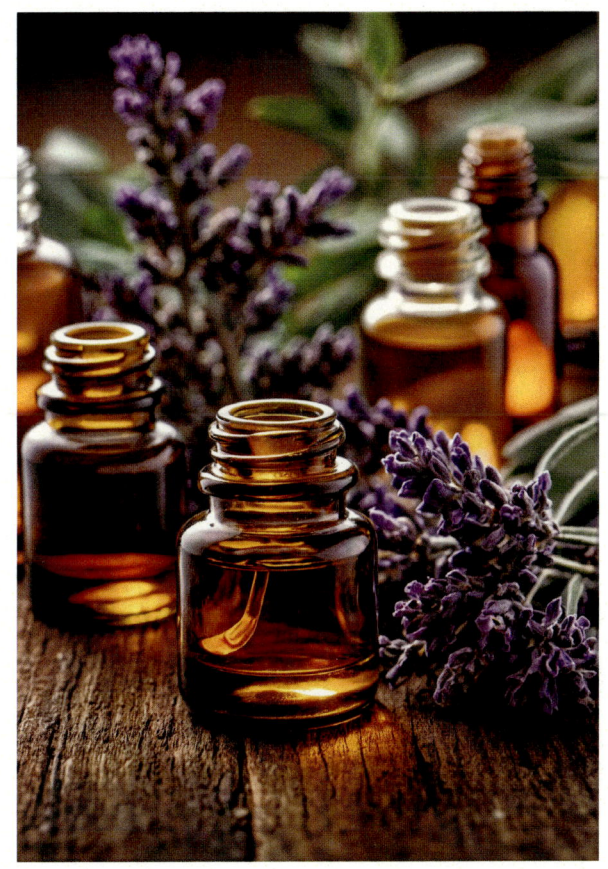

  계절에 따라 에센셜 오일을 활용해 보는 것도 좋은 방법이에요. 봄에는 티트리와 유칼립투스 오일로 알레르기 예방에 도움을 받고, 여름엔 페퍼민트와 라벤더 오일로 피부를 쿨링해보세요. 가을에는 시나몬이나 클로브 오일로 면역력 관리를 하고, 겨울엔 프랑킨센스와 오렌지 오일로 기분을 밝게 만들어 보는 것도 좋겠네요. 계절별 블렌딩 오일을 만들어 디퓨저로 향을 내어두면 사계절 내내 향기로운 공간이 될 거예요. 일상의 작은 순간들을 에센셜 오일과 함께하다 보면 어느새 아로마 라이프가 즐거운 습관으로 자리 잡을 거예요.

에센셜 오일은 우리 삶의 질을 높이는 자연의 선물이에요. 식물의 생명력을 담은 오일의 도움으로 몸과 마음의 균형을 되찾고, 활력과 생기를 되찾아 보세요. 향기로운 일상의 작은 쉼표, 에센셜 오일과 함께라면 더 건강하고 행복한 내일을 만들어갈 수 있을 거예요. 에센셜 오일 사용에 주의할 점을 잘 새기고, 자신만의 향기로운 힐링 타임을 가져보세요. 내면의 감각을 일깨우는 아로마 테라피와 함께 삶의 무게를 잠시 내려놓고, 자연이 주는 선물에 마음을 열어보세요. 나를 위한 향기로운 휴식, 에센셜 오일로 시작해보세요.

코로 힐링하기, 아로마 테라피 흡입법

⬦
⬦
⬦

코를 통한 아로마 테라피의 힘을 믿어보세요. 향기로운 에센셜 오일이 선사하는 놀라운 효과를 경험하게 될 거예요. 아로마 디퓨저 옆에 앉아 심호흡을 하는 동안, 긴장이 풀리고 마음이 편안해지는 걸 느낄 수 있을 거예요. 작은 휴대용 흡입기에 에센셜 오일을 떨어뜨려 코에 가져다 대면, 어디서든 힐링의 시간을 가질 수 있답니다.

에센셜 오일의 종류에 따라 다양한 효과를 기대할 수 있어요. 라벤더 오일은 안정을 선사하죠. 마치 보랏빛 꽃밭에 누워있는 듯한 편안함을 느낄 수 있어요. 숙면을 돕는 것으로도 유명하답니다. 페퍼민트 오일은 청량한 향으로 정신을 맑게 해줘요. 집중력을 높이고 피로를 회복하는 데에도 효과적이죠.

호흡기 건강 지킴이인 유칼립투스 오일도 빼놓을 수 없어요. 숲속 나무를 연상시키는 이 오일은 코 막힘을 완화하고 상쾌한 숨을 쉴 수 있게 도와줘요. 감기 걱정이 될 때 딱이죠. 면역력을 높이고 싶다면 티트리 오일을 추천해요. 향이 강하지만 탁월한 항균 효과가 있어 감염 예방에 좋답니다.

플로럴 향을 좋아하신다면 일랑일랑이나 로즈 오일을 사용해 보세요. 꽃의 은은하고 달콤한 향기가 기분을 좋게 만들어 준답니다. 우울함이 엄습할 때 이 오일들의 도움을 받아보세요. 상큼한 향이 생기를 불어넣어 주는 오렌지 스위트 오일도 활기를 되찾고 싶을 때 강력 추천해요!

에센셜 오일로 나만의 힐링 공간을 만들어 보세요. 디퓨저에 물을 채우고 좋아하는 오일을 떨어뜨린 뒤, 은은하게 퍼져나가는 향을 음미하며 휴식을 취해보세요. 침실은 숙면을 위해 라벤더 오일로, 욕실은 상쾌함을 위해 페퍼민트 오일로, 거실은 기분 전환을 위해 오렌지 오일로 가득 채워보는 거예요.

아침에 일어나 상쾌한 오일을 흡입하며 하루를 시작하고, 밤에 잠들기 전 편안한 오일을 마시며 하루를 마무리하는 습관을 들여보세요. 일상에 자연스럽게 녹아드는 향기 속에서 건강하고 활력 넘치는 일상을 보낼 수 있을 거예요. 지친 날엔 아로마 배스 타임을 가져보는 것도 좋아요. 입욕제나 배쓰솔트에 에센셜 오일을 더해 고민과 피로를 녹여내 보세요.

거실 : 편안한 분위기를 위한 오일
라벤더, 샌달우드 등의 오일로 휴식을
주는 분위기 조성

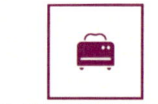

주방 : 음식 냄새 제거와 집중력 향상
레몬그라스, 페퍼민트 오일로
주방 공기 정화 및 기분 전환

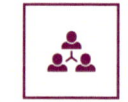

침실 : 숙면을 돕는 오일 활용
라벤더, 일랑일랑 오일을
베개에 뿌려 숙면 유도

아로마 흡입은 간편하지만 효과적인 방법이에요. 코를 통해 흡수된 오일 성분은 후각 신경을 자극해 뇌에 직접적인 영향을 줘요. 신체의 자연 치유력을 높이고, 심신 안정과 스트레스 해소에 도움을 준답니다. 게다가 폐로 흡수된 오일 분자는 혈액을 타고 온몸을 순환하며 다양한 효능을 발휘하죠.

아로마 테라피의 효과를 제대로 보려면 꾸준한 실천이 중요해요. 매일 조금씩 시간을 내어 향기를 음미하고 깊게 호흡하는 습관을 들여보세요. 처음엔 어색할 수 있지만, 하루하루 향기와 함께 힐링하는 시간이 점점 늘어날 거예요. 집중호흡법을 병행하는 것도 좋은 방법이에요. 향을 맡으며 복식호흡을 하다 보면 어느새 마음이 평온해질 거예요.

다양한 블렌딩을 시도해 보는 것도 재미있는 경험이 될 거예요. 에센셜 오일의 시너지 효과를 직접 느껴보세요. 라벤더와 오렌지의 밸런스, 페퍼민트와 로즈마리의 조화 같은 매력적인 조합이 많답니다. 블렌딩 비율을 바꿔가며 실험해 보고, 나만의 시그니처 향을 완성해 보는 거예요. 그 과정에서 향기에 대한 감각도 점점 예민해질 거예요.

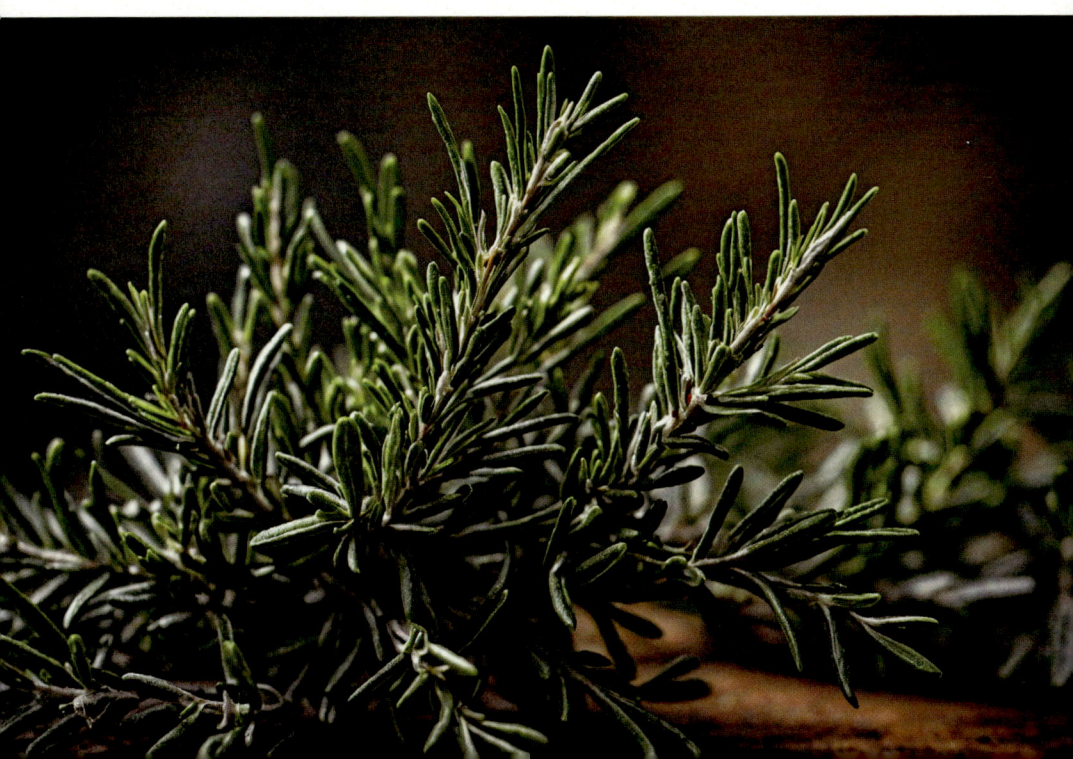

아로마 오일을 다양한 라이프 스타일에 접목시켜 보세요. 요가나 명상을 하실 때 센터링 효과를 높이고, 재택근무 시 업무 효율을 높이는 데 활용할 수 있어요. 독서 시간을 더 풍성하게 해줄 수도 있고, 아이와 함께 놀이하며 정서적 교감을 나눌 때 분위기를 부드럽게 만들어 줄 수도 있죠. 반려동물을 위한 DIY 탈취제를 만들어 보는 것도 추천해요.

에센셜 오일 사용 시에는 주의사항을 꼭 지켜주세요. 피부에 직접 바르는 것은 자극이 될 수 있으니 반드시 캐리어 오일로 희석해야 해요. 패치 테스트도 필수랍니다. 소량을 피부에 발라 알레르기 반응을 확인한 후 사용하세요. 반려동물이나 아이가 있는 집이라면 더욱 주의가 필요해요. 특히 고양이는 에센셜 오일에 민감하니 조심해야 해요.

아로마 테라피는 우리의 자연 치유 능력을 일깨워주는 소중한 방법이에요. 하지만 사람마다 선호하고 반응하는 향이 다 다르답니다. 천천히 나에게 맞는 향과 방식을 찾아가 보세요.

피부로 느끼는 아로마 테라피

◆
◆
◆
◆

에센셜 오일의 부드러운 향기와 손길이 피부를 감싸는 순간, 온몸에 긴장이 스르륵 풀리는 걸 느낄 수 있어요. 마치 자연의 숨결을 피부로 직접 느끼는 듯한 감각이죠. 아로마 마사지와 스킨케어는 우리 피부에 생기와 활력을 선사하는 놀라운 힘을 가지고 있답니다.

티트리, 라벤더, 프랑킨센스 같은 에센셜 오일은 피부 고민 해결사로 알려져 있어요. 여드름으로 고민이라면 티트리 오일의 강력한 항균 작용을 활용해 보세요. 세안할 때 물 한 컵에 티트리 오일 2-3방울을 섞어 사용하면 피부 트러블이 눈에 띄게 개선되는 것을 경험할 수 있어요. 마치 싱그러운 차나무 잎이 피부를 정화하는 느낌이랄까요?

건조하고 민감해진 피부를 위해서는 라벤더 오일이 안성맞춤이에요. 피부 진정 효과가 뛰어난 라벤더 오일은 빨갛게 달아오른 피부를 빠르게 진정시켜 준답니다. 베이스 오일에 라벤더 오일을 섞어 피부에 쓰다듬듯 발라보세요. 마치 보랏빛 꽃밭에 누워 있는 듯 포근하고 편안한 기분을 느낄 수 있을 거예요.

세월의 흔적이 고민된다면 프랑킨센스 오일의 도움을 받아보세요. 콜라겐 생성을 도와 피부에 탄력을 선사하는 프랑킨센스 오일로 마사지하고 나면 한층 더 탱탱해진 피부결을 만날 수 있을 거예요.

셀프 아로마 마사지를 할 때는 어깨와 목, 발 마사지에 집중해보세요. 어깨와 목덜미에 에센셜 오일을 두른 후 지긋이 누르면 뭉친 근육이 풀리고 혈액순환도 개선된답니다. 발바닥, 발가락, 발목을 꼼꼼히 마사지하는 것도 잊지 마세요. 하루의 피로가 발끝에서 빠져나가는 듯 개운해질 거예요.

사실 아로마 테라피의 묘미는 내 피부타입과 취향에 맞는 에센셜 오일을 블렌딩해 세상에 단 하나뿐인 나만의 천연화장품을 만드는 것이에요. 피부 고민별 에센셜 오일 조합을 찾아 매일 조금씩 실천해보세요. 자연의 선물인 에센셜 오일이 선사하는 변화의 즐거움에 푹 빠질 수밖에 없을 거예요.

단, 에센셜 오일은 높은 농도이기에 피부에 바로 사용하기엔 자극적일 수 있어요. 반드시 베이스 오일과 희석해 사용하고, 사용 전 피부 패치 테스트를 해보는 게 안전합니다. 민감성 피부나 특정 질환이 있는 분, 임산부는 아로마 테라피 전문가와 먼저 상담하고 사용하는 걸 추천 드려요.

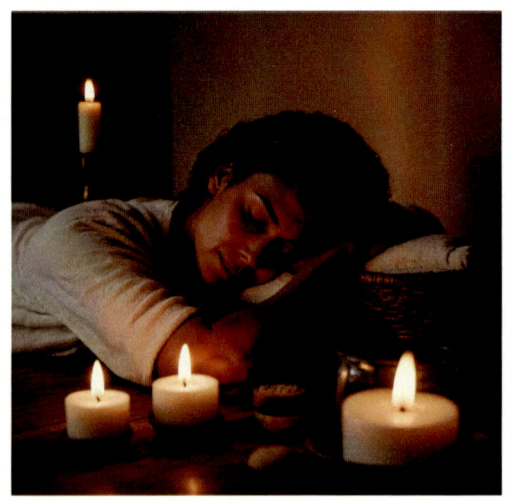

느긋한 아로마 배스타임

◇
◇
◇

상큼한 오렌지, 기분 좋은 향기에 절로 미소가 지어지는 스위트 오렌지 에센셜 오일. 스위트 오렌지의 달콤하면서도 상쾌한 시트러스 향은 우울한 기분을 깨워 활기를 불어넣어 주기에 제격이에요. 무기력해지기 쉬운 환절기나 겨울철, 활력이 필요할 때 스위트 오렌지 오일의 도움을 받아보세요.

스위트 오렌지 오일은 긴장을 풀어주고 밝은 기운을 북돋아 줍니다. 피로와 스트레스로 뒤엉킨 심신을 깨우는 데 효과적이죠. 아침에 잠에서 깨어나기 힘들 때, 오후의 나른한 시간에 정신을 맑게 하고 싶을 때 스위트 오렌지 에센셜 오일을 활용해보세요. 디퓨저에 물을 채우고 오렌지 오일을 5방울 정도 떨어뜨린 뒤 은은한 향을 맡으며 심호흡을 해보세요. 상쾌한 오렌지 향이 기분을 전환시켜 활력을 되찾는 데 도움을 줄 거예요.

스위트 오렌지 오일은 소화 기능 개선에도 도움을 줍니다. 식욕 부진이나 소화불량으로 고민이라면 배꼽 주변에 캐리어 오일을 바른 뒤 스위트 오렌지 오일 1~2방울을 떨어뜨려 부드럽게 마사지해보세요. 온화한 오렌지 오일

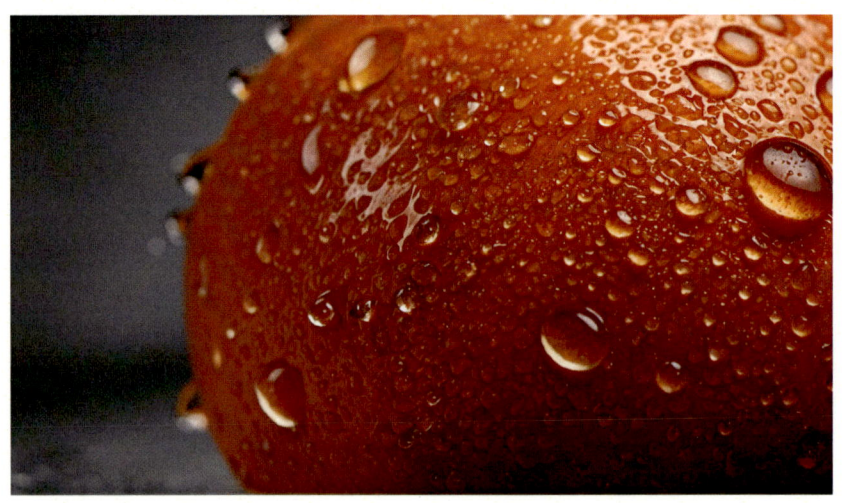

이 소화 기능을 원활하게 해 속을 편안하게 만들어줄 거예요. 뿐만 아니라 변비 개선에도 효과적이라고 합니다.

수면의 질을 높이고 싶다면 슬립 필로우 미스트를 만들어 보는 것도 좋아요. 작은 스프레이 병에 물을 담고 스위트 오렌지 오일 10방울, 라벤더 오일 10방울을 더해 잘 섞어주세요. 취침 전 베개와 이불에 가볍게 뿌려주면 상쾌하면서도 은은히 달콤한 향이 숙면을 유도할 거예요.

피부에 생기를 불어넣고 싶을 때도 오렌지 오일이 제격이에요. 코코넛 오일이나 코코넛 오일 30ml에 스위트 오렌지 오일 3방울을 섞어 피부에 부드럽게 마사지하면 피부에 활력을 더해줍니다. 비타민 C가 풍부한 스위트 오렌지 오일은 피부를 맑게 가꿔주는 데에도 효과적이에요. 피부 톤을 화사하게 개선하는 데 도움을 줍니다.

스위트 오렌지 외에도 자몽, 레몬, 라임, 만다린 등 상큼한 시트러스 오일을 활용해 나만의 시그니처 블렌딩 오일을 만들어 볼 수 있어요. 서로 다른 시트러스 오일의 향을 조합하면 나에게 꼭 맞는 상쾌한 향을 완성할 수 있답니다. 레몬 5방울, 라임 3방울, 스위트 오렌지 3방울을 블렌딩하면 피로를 날려버리는 상쾌한 오일이 됩니다. 집중력이 필요할 때 이 블렌딩 오일을 활용해보세요.

단, 스위트 오렌지 오일은 자극이 있을 수 있으니 피부에 바르기 전 반드시 패치 테스트를 해야 해요. 묽은 농도로 희석해 사용하는 게 안전합니다. 민감성 피부라면 피부 사용은 피하는 게 좋아요. 광과민성 반응을 일으킬 수 있으니 바른 후 한동안 자외선 노출은 삼가는 게 좋습니다. 아로마 디퓨저로 흡입하거나 향수로 활용하는 게 무난한 방법이에요.

스위트 오렌지 에센셜 오일처럼 상큼하고 달콤한 향으로 기분전환이 필요할 때, 활력을 되찾고 싶을 때 시트러스 에센셜 오일의 도움을 받아보세요. 지친 일상에 자연의 향으로 생기를 불어넣어 보답니다. 나른해지기 쉬운 환절기, 우울해지기 쉬운 겨울철에 아로마 시트러스 테라피로 밝은 에너지를 채워보세요. 상쾌한 향기에 절로 기분이 밝아질 거예요.

아로마 테라피, 스트레스와 작별하기

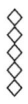

상상해 보세요. 광활하게 펼쳐진 라벤더 밭을 걷고 있는 자신을 말이에요. 따스한 바람에 살랑이는 보랏빛 꽃송이들, 그 사이로 감도는 달콤하고 은은한 향기. 마치 온몸으로 그 향기를 품어 안은 듯, 어느새 스트레스와 근심은 녹아 사라지고 평온함만이 남아요. 이것이 바로 라벤더 에센셜 오일이 선사하는 마법 같은 힐링의 순간이랍니다.

라벤더의 진정 효과

오랜 세월 동안 이어져 온 허브 중 하나인 라벤더Lavandula angustifolia는 그 뛰어난 진정 효과로 사랑받아 왔어요. 꽃에서 추출된 에센셜 오일 속에는 불안감을 줄여주고 긴장을 풀어주는 것으로 알려진 리날룰linalool과 리날릴 아세테이트linalyl acetate 성분이 풍부하게 함유되어 있죠. 라벤더 오일을 흡입하거나 피부에 접촉하면, 이 성분들이 정서를 관장하는 변연계에 작용해 편안함과 안정감을 선사한답니다.

숙면을 부르는 라벤더의 힘

라벤더 오일을 베개에 두세 방울 떨어뜨리거나 디퓨저에 띄워두는 것만으로도 침실을 고요한 안식처로 변화시킬 수 있어요. 부드러운 라벤더 향에 감싸인 채 깊은 잠에 빠져들면, 어느새 마음의 동요는 사그라지고 온전한 평온함만이 남게 되죠. 꿈속에서도 라벤더 꽃밭에 누워있는 듯한 포근함이 밤새도록 함께할 거예요.

스트레스 해소에 도움을 주는 라벤더

빠른 속도로 돌아가는 일상 속에서 스트레스는 어느새 우리의 불청객이 되어버렸어요. 때로는 긴장감이 집과 직장을 넘나들며 온몸을 무겁게 짓누르기도 하죠. 이럴 때 라벤더 에센셜 오일은 자연이 선물한 든든한 조력자가 되어줄 수 있답니다.

스트레스가 느껴질 때면 잠시 멈춰 서서 라벤더 향을 깊게 들이마셔 보세요. 손목이나 관자놀이에 몇 방울 떨어뜨리거나, 그저 오일 병을 열어 코 가까이 가져가는 것만으로도 좋아요. 진정을 돕는 은은한 향기가 부드러운 파도처럼, 긴장감을 씻어내고 평온함으로 채워줄 거예요.

향기로운 배스 타임도 빼놓을 수 없죠. 온수에 라벤더 오일 몇 방울을 떨어뜨려 향기로운 스팀이 피어오르게 해보세요. 집에서도 스파에 온 듯한 특별한 경험이 될 거예요. 목욕을 마치고 나면 스트레스는 온데간데없이 사라지고, 심신이 재충전된 느낌을 받을 수 있답니다.

정서적 안정감을 되찾아주는 라벤더

우리의 마음 건강은 신체 건강 못지않게 중요해요. 라벤더 에센셜 오일은 정서적 안정감을 되찾는 데에도 큰 도움을 줄 수 있답니다.

감정의 기복이 심할 때, 라벤더의 진정 효과는 잔잔한 위로가 되어줘요. 향을 맡거나 맥박이 뛰는 곳에 발라주는 것만으로 불안감과 우울함은 누그러지고, 내면의 평화를 되찾을 수 있게 해준답니다. 라벤더는 우리에게 깊이 숨쉬고 현재에 집중할 수 있는 힘을 선물하죠.

명상이나 요가를 할 때 라벤더 오일을 곁들이는 것도 좋은 방법이에요. 디퓨저로 공간에 은은한 향을 풍기게 하거나, 매트에 몇 방울 떨어뜨려 보세요. 몸과 마음의 긴장을 풀어주는 라벤더 향에 감싸여 내적 평온과 조화를 이룰 수 있을 거예요.

피부 진정을 돕는 라벤더

라벤더가 주는 특별한 경험은 휴식과 정서적 안정에 그치지 않아요. 이 다재다능한 오일은 피부 건강에도 놀라운 효과를 발휘한답니다. 항염, 항균 특성을 지닌 라벤더 오일은 자극받은 피부를 진정시키고 붉은 기를 가라앉히는 데 도움을 줄 수 있죠.

간단한 스킨케어 루틴에 라벤더 오일을 더해 보세요. 코코넛 오일 등의 캐리어 오일에 라벤더 오일을 섞어 얼굴과 목에 부드럽게 마사지해 주면 영양분을 공급하며 피부를 편안하게 해줄 거예요. 은은한 라벤더 향에 감싸여 하루를 마무리하는 릴랙싱한 시간을 가질 수 있답니다.

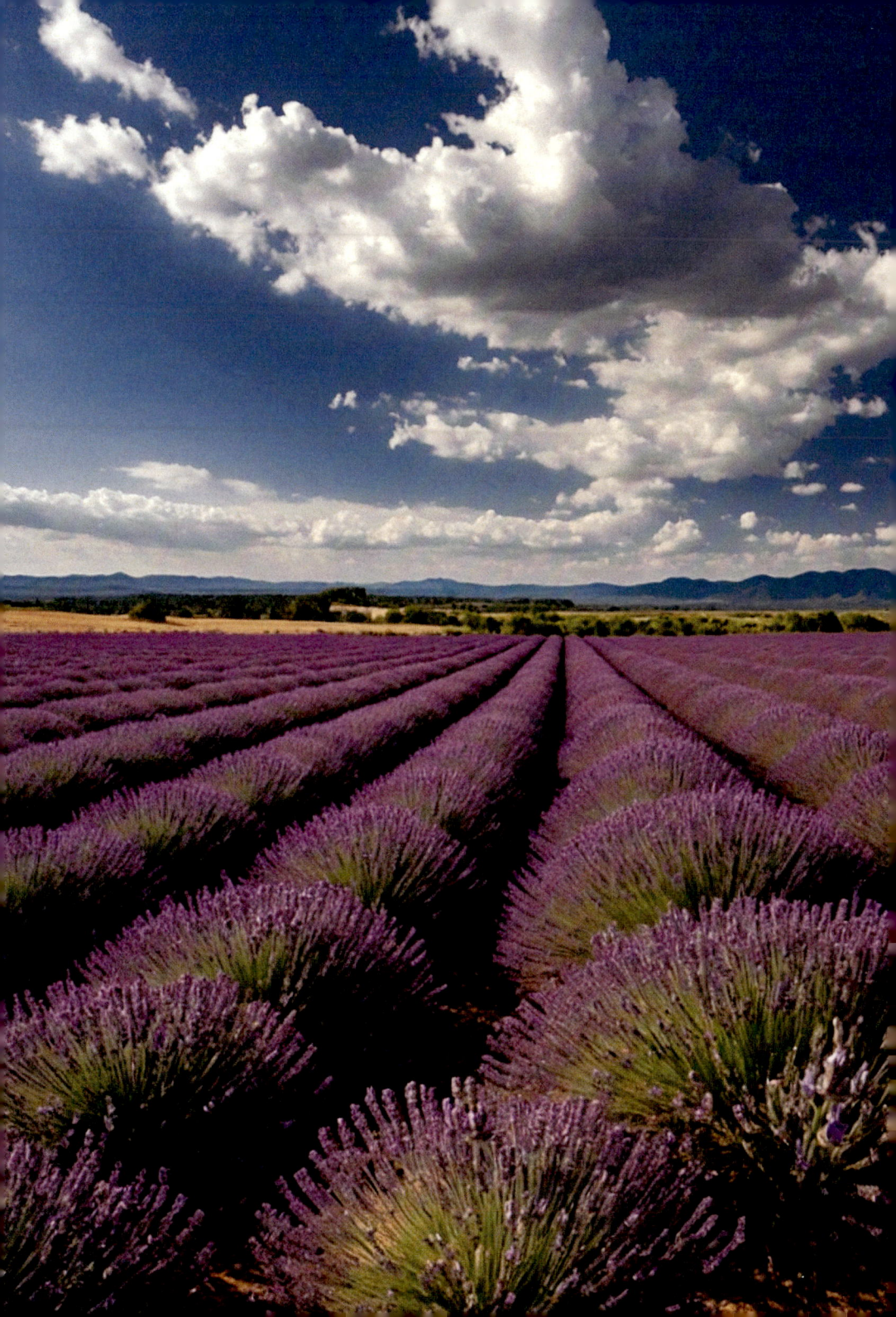

평소에 사용하는 스킨케어 제품에 라벤더 오일을 첨가해 그 진정 효과를 높여줄 수도 있어요. 로션이나 페이스 마스크 등에 오일을 몇 방울 섞어보세요. 민감성 피부를 포함한 대부분의 피부 타입에 잘 맞기에 거부감 없이 사용 가능하답니다.

주의사항

라벤더 에센셜 오일은 대부분 안전하게 사용할 수 있지만, 주의해야 할 점도 있어요. 민감한 피부라면 반드시 오일을 캐리어 오일로 희석해서 사용해야 자극을 피할 수 있답니다. 임산부나 수유 중이거나 특정 질환이 있는 경우에는 의사와 먼저 상담하고 사용하는 게 좋아요.

편안함을 향해

우리 삶은 종종 혼란스럽고 버거울 때가 있죠. 그럴 때마다 라벤더 에센셜 오일의 부드러운 위로가 우리를 편안함으로 이끌어줄 수 있어요. 깊은 잠이 필요할 때, 스트레스를 해소하고 싶을 때, 정서적 균형을 찾고자 할 때, 또는 건강한 피부를 위해서, 이 자그마한 보랏빛 꽃은 우리 곁을 든든하게 지켜줄 거예요.

그러니 다음에 평화로운 순간이 그리울 때, 잠시 눈을 감고 라벤더 향기 속으로 빠져들어 보세요. 오늘 밤, 달콤한 꿈과 함께 완벽한 안식을 취할 수 있기를. 편안한 휴식은 우리를 내일로 이끄는 소중한 힘이 된답니다.

향기로운 힐링 여정을 시작하며 기억하세요. 작은 실천이 우리의 웰빙에 놀라운 변화를 가져다줄 수 있다는 것을요. 자신을 온전히 돌보는 시간을 가져보세요. 라벤더 에센셜 오일처럼 신뢰할 수 있는 자연의 조력자와 함께 말이에요. 향기로운 평온과 건강이 당신과 함께 하길 바라요.

황홀한 시트러스 에센셜 오일의 세계

상상해 보세요. 화창한 햇살 아래, 공기 중에는 갓 짜낸 감귤 향이 감돌고 있어요. 톡 쏘는 듯 상큼하고 신선한 그 향기는 당신의 감각을 깨우고, 기분을 순식간에 끌어올리죠. 이것이 바로 감귤 에센셜 오일이 지닌 본질이에요. 자연이 우리에게 선사한 활력의 원천이자, 매일의 기쁨을 되찾는 열쇠랍니다.

다채로운 시트러스 오일의 세계

시트러스 에센셜 오일은 각양각색의 감귤류 과일 껍질에서 추출되어요. 그 중에서도 가장 사랑받는 오일은 다음과 같답니다.

1. 레몬Citrus limon : 레몬 오일은 청량함과 정화력으로 잘 알려져 있어요. 정신을 맑게 해주고 집중력을 높이는 데 도움을 준답니다.

2. 스위트 오렌지Citrus sinensis : 달콤한 오렌지 향은 활기를 불어넣고 긍정적인 분위기를 조성해 준답니다. 스트레스를 해소하고 싶을 때 딱이에요.

3. 자몽Citrus paradisi : 자몽 오일의 싱그러운 향은 기분을 고양시키고 활력을 선사해요. 피로 해소와 감각의 각성에 제격이랍니다.

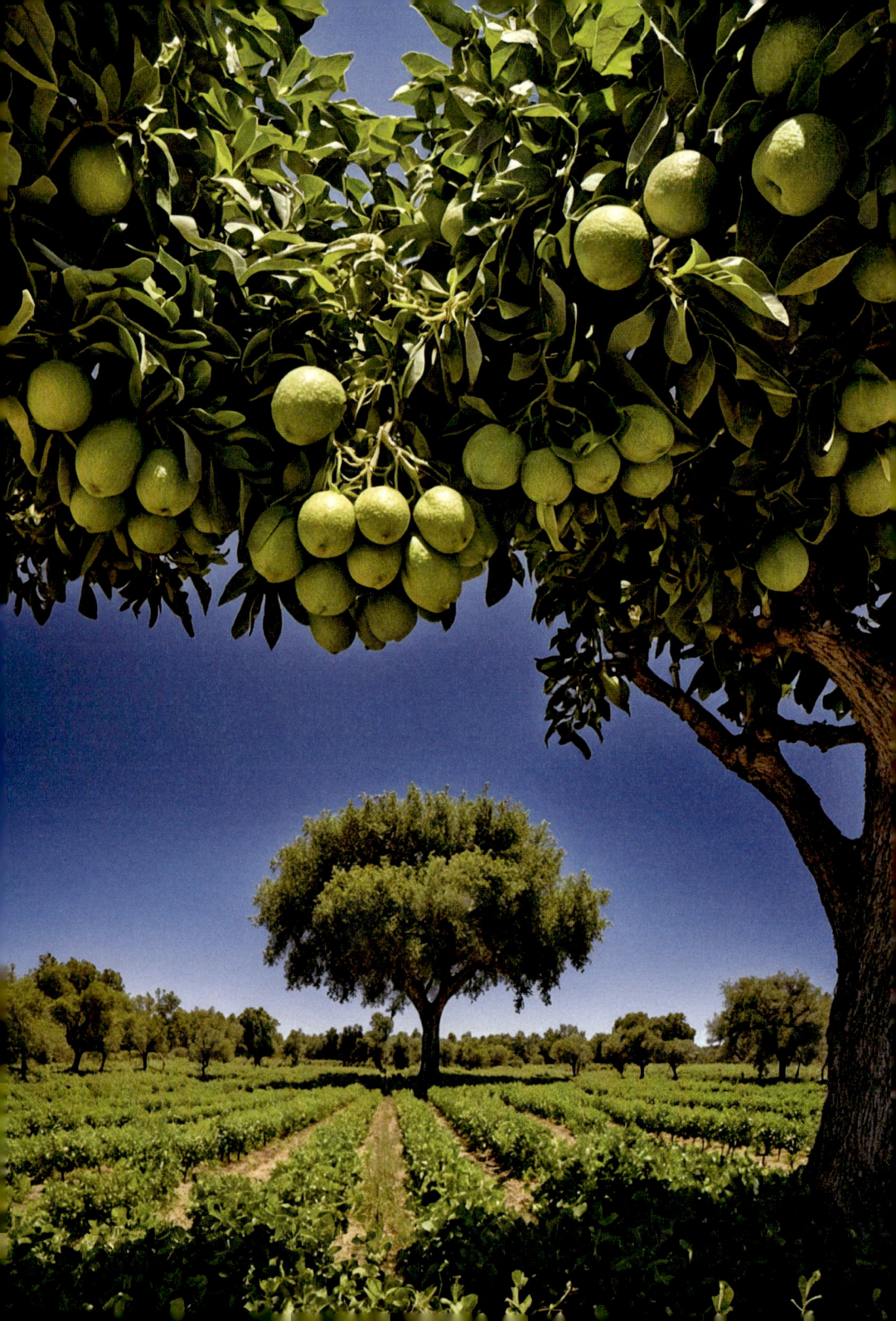

4. 베르가못Citrus bergamia : 은은하고 차분한 베르가못 향은 불안함을 가라 앉히고 릴랙세이션을 촉진해준답니다.

감귤 오일은 리모넨이라는 성분을 풍부하게 함유하고 있어요. 이 성분은 기분을 끌어올리고 정서에 긍정적으로 작용하는 것으로 알려져 있죠. 감귤 향을 맡거나 피부에 도포하면 신경계가 자극되어 정신이 맑아지고 활력을 되찾을 수 있게 된답니다.

상큼한 하루의 시작

아침에 좋아하는 감귤 오일을 디퓨저에 몇 방울 떨어뜨려 보세요. 상쾌한 향이 공간을 가득 채울 때, 마음이 한결 가벼워지고 몸이 절로 깨어나는 느낌을 받을 수 있을 거예요.

이동 중에도 감귤 파워를 느끼고 싶다면 휴대용 아로마 흡입기를 활용해 보세요. 작은 흡입기 안에 면봉이나 솜에 레몬, 스위트 오렌지, 자몽 오일을 묻혀 넣어두세요. 기분 전환이 필요할 때마다 흡입기를 열어 깊이 들이마시면 상큼한 향이 감각을 깨워 활기를 되찾아줄 거예요.

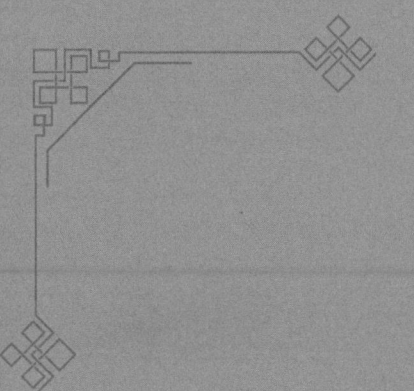
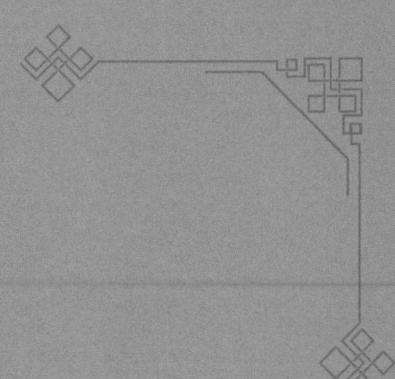

PART 2

품질 좋은
에센셜 오일 고르는 법

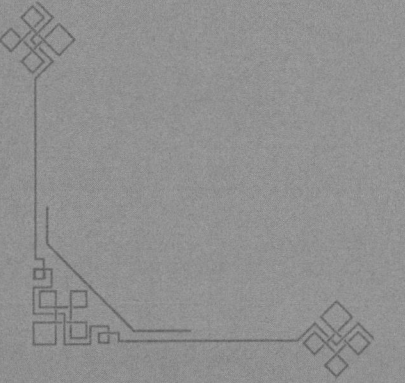
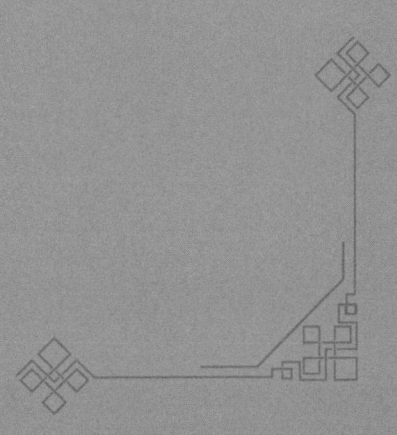

에센셜 오일, 어디에 어떻게 보관할까?

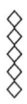

에센셜 오일은 식물의 정수를 담은 귀중한 선물이지만, 잘못 보관하면 그 효능을 잃어버릴 수 있습니다. 라벤더의 은은한 향기에 취해 오래된 오일을 꺼내 보았지만, 기대했던 것과 다른 냄새에 당황한 경험, 한 번쯤 있으시죠? 에센셜 오일의 효능을 오래도록 유지하려면 적절한 보관법을 알아두는 것이 중요합니다.

빛을 차단하는 갈색 유리병, 에센셜 오일의 베스트 프렌드

에센셜 오일을 보관할 때는 용기의 선택이 무엇보다 중요합니다. 투명한 유리병은 빛을 투과해 오일의 품질을 저하시킬 수 있어요. 갈색 유리병은 자외선을 차단해 오일을 보호하는 방패 같은 역할을 해준답니다. 마치 우리가 작열하는 태양 아래서 그늘을 찾듯이, 에센셜 오일도 갈색 유리병이 만들어내는 어둠 속에서 안정감을 느끼지요. 빛으로부터 오일을 지켜주는 갈색병은 오일의 효능을 오래 지속시켜 줍니다.

공기 차단력, 밀폐력의 중요성

한 다발의 아름다운 꽃을 생각해 보세요. 공기 중에 노출되면 빠르게 시들어 아름다움을 잃어버리죠. 에센셜 오일도 마찬가지입니다. 공기에 노출되면 휘발되고 산화되어 효능과 향을 잃게 됩니다. 마치 꽃이 시들지 않도록 공기를 차단하듯, 에센셜 오일도 밀폐력 높은 용기에 보관해야 해요. 뚜껑을 꼭 닫아 공기의 접촉을 막아주는 것은 오일의 산패를 늦추고 신선도를 지켜주는 일종의 정지 버튼과도 같습니다. 용기를 고를 때는 누수 방지가 되는 꽉 조이는 뚜껑이 달린 것을 선택하는 게 좋아요. 드롭퍼 마개를 활용하면 오일을 덜어쓰기에 편리할 뿐 아니라 공기 접촉도 최소화할 수 있답니다. 기억하세요. 밀폐된 용기는 행복한 에센셜 오일을 의미한다는 것을!

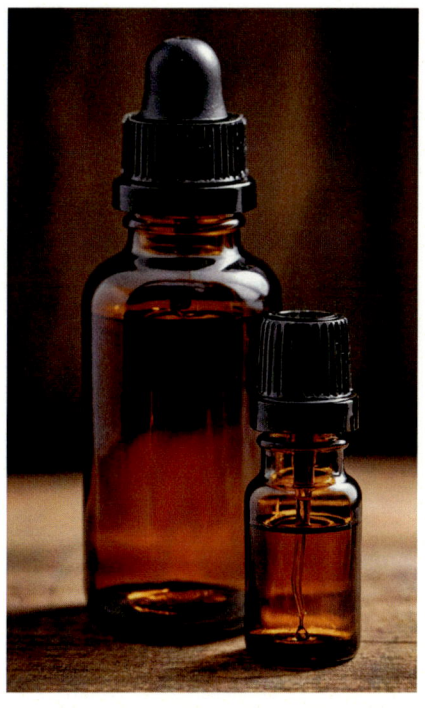

온도가 중요해요. 오일도 시원하고 안정된 곳을 좋아해요

우리가 쌀쌀한 날 아늑한 공간을 찾듯이, 에센셜 오일도 시원하고 안정된 온도를 좋아합니다. 높은 온도는 오일의 성분을 변질시켜 효능을 떨어뜨리고 향을 바꿔버리죠. 연약한 꽃을 작열하는 태양 아래 내버려 두면 시들어버리듯, 에센셜 오일도 열에 노출되면 빠르게 손상됩니다. 오일의 행복을 위해 직사광선과 열기를 피해 시원한 곳에 보관하는 것, 잊지 마세요.

에센셜 오일에 가장 이상적인 보관 온도는 화씨 40~75도^(섭씨 4~24도)랍니다. 이 온도 범위에서 오일은 안정적으로 보관되고 성분 변질의 위험에서 벗어날 수 있어요. 더운 지역에 살고 계신다면 냉장고에 보관하는 것도 좋은 방법이에요. 다만 사용하기 전에는 상온에 잠시 두어 온도를 높이는 게 좋답니다. 차가운 오일은 농축되어 향이 약해지고 점도가 높아져 사용이 어려울 수 있거든요.

유통기한을 지켜 사용하고 작별 인사할 줄 아는 것도 중요해요

아무리 좋은 것도 영원할 순 없듯이, 에센셜 오일에게도 유통기한이 있답니다. 적절한 보관을 해도 오일의 수명은 정해져 있어요. 오일과 작별할 때를 아는 것이 신선하고 효과적인 아로마 테라피의 비결이랍니다.

대부분의 에센셜 오일은 적절히 보관했을 때 1~2년의 수명을 가지고 있어요. 하지만 오렌지나 레몬 같은 감귤류 오일은 휘발성이 높아 수명이 더 짧답니다. 오일을 구매한 날짜를 기록해두고, 권장 사용기간 내에 사용하려고 노력하는 게 좋아요.

오일이 변질되었는지 잘 모르겠다면 나의 감각을 믿으세요. 향을 맡아보고 처음 개봉했을 때와 다른 느낌이 든다면 아마도 유통기한이 지난 것일 거예요. 색이나 점도의 변화를 관찰하는 것도 도움이 됩니다. 색의 변화나 점도 증가는 산화되어 효능을 잃어가고 있다는 신호랍니다.

변질된 오일은 더 이상 기대했던 효과를 발휘하지 못할 뿐 아니라, 피부 자극이나 알레르기 반응을 일으킬 수도 있어요. 주저 없이 작별 인사를 하고

새 오일을 맞이하는 것, 현명한 아로마 테라피스트의 자세랍니다.

오일 컬렉션 정리하기, 향기로운 조화의 향연

에센셜 오일이 늘어날수록 내가 가진 오일이 무엇인지, 언제 구매했는지 헷갈릴 때가 있죠. 작은 보관 팁으로 오일을 깔끔하게 정리하고 쉽게 찾아 쓸 수 있답니다.

에센셜 오일 컬렉션을 아름다운 오케스트라로 상상해 보세요. 오일을 잘 정돈하는 것은 각자의 역할을 다하는 조화로운 연주를 만드는 것과 같아요. 필요할 때 쉽게 원하는 오일을 꺼내 쓸 수 있도록 말이죠. 간단하지만 효과적인 방법은 오일을 이름 순으로 정리하는 거예요. 알파벳 순서로 오일을 배열하면 마치 책장에서 원하는 책을 쉽게 찾듯 편리하답니다. 오일을 허브, 나무, 꽃, 감귤 등 향의 계열별로 분류하여 보관하는 것도 좋은 방법이에요. 다양한 오일의 조화로운 향연을 만끽할 수 있죠.

오일병에 구매 날짜와 유통기한을 메모해두는 습관도 키워보세요. 이 간단한 노트가 오일의 신선도를 지키는 나침반 역할을 해 줄 거예요. 전용 트레이나 상자, 케이스에 오일을 보관하면 빛과 열로부터 오일을 안전하게 지켜줄 뿐 아니라 깔끔한 정리에도 도움이 된답니다. 나의 공간과 취향에 맞는 보관함을 고르고 잘 정돈된 오일 컬렉션을 바라보는 기쁨을 누려보세요.

에센셜 오일을 제대로 보관하는 것은 작은 정성이 모여 이루어지는 예술과도 같아요. 오일의 효능을 지키고 아름다운 향을 오래 간직하기 위해선 디테일에 주목하고 수칙을 지키려는 노력이 필요하답니다.

갈색 유리병을 선택하고 빛과 공기를 차단해 주는 것, 잊지 마세요. 오일을 시원하고 안정적인 온도에서 보관하고 직사광선과 열기를 피하는 거예요. 유통기한을 기억하고 신선도를 지키기 위해 노력하세요.

에센셜 오일의 작은 방울방울에는 자연의 정수가 응축되어 있어요. 소중한 자연의 선물인 오일을 아끼고 보살피는 마음으로 보관 수칙을 지키는 일, 에센셜 오일을 사랑하는 이들의 마음가짐이랍니다. 오일을 위한 정성은 곧 우리 자신을 위한 사랑이기도 하니까요. 나만의 오일 정리법을 만들어 보세요. 이름별, 향 계열별 분류는 물론 구매 날짜를 기록하는 꼼꼼함까지. 작은 수고로움이 편리함을 만들어 낼 거예요.

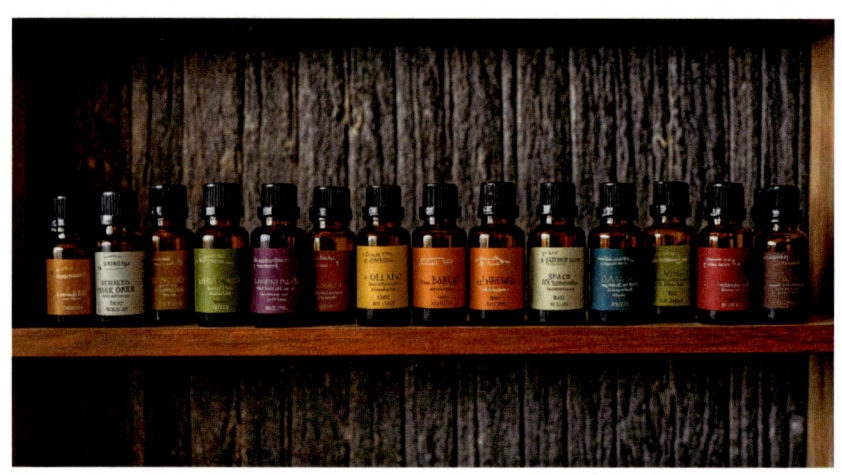

에센셜 오일 블렌딩, 전문가처럼 하는 법

◇
◇
◇
◇

에센셜 오일 블렌딩은 마치 아름다운 교향곡을 만들어내는 것과 같습니다. 각각의 에센셜 오일은 고유의 향기와 치유 특성을 지녔으며, 이 개별적인 노트들이 완벽한 조화를 이룰 때 강력한 시너지 효과를 발휘해 우리의 몸과 마음, 영혼을 변화시킬 수 있죠.

에센셜 오일 블렌딩의 기술을 익히려면 먼저 그 근본 원리를 이해하는 것이 중요합니다. 에센셜 오일마다 독특한 아로마 프로필, 화학적 구성, 치료 효능을 가지고 있어요. 이런 특성들을 파악하면 서로 잘 어울리는 오일을 선택해 균형 잡히고 효과적인 블렌딩을 만들어낼 수 있습니다.

상큼하고 활기찬 레몬의 향기가 달콤하고 기분 좋은 오렌지의 향과 어우러지는 시트러스 오일 블렌드를 상상해 보세요. 이 생기 넘치는 조합은 우울한 날씨에도 햇살 같은 기운을 선사하며 순식간에 기분을 끌어올려 줍니다. 이런 시트러스 블렌드는 기분 전환이 필요하거나 에너지가 필요할 때 안성맞춤이에요.

반면, 라벤더와 카모마일의 편안한 블렌드는 우리를 평온함의 온기로 감싸 안아줍니다. 이 오일들은 완벽한 조화를 이뤄 마음을 진정시키고 몸의 긴장을 풀어주죠. 마치 자장가가 포근한 잠자리로 우리를 이끄는 것처럼요. 이런 블렌드는 긴 하루를 보내고 긴장을 풀고 싶을 때, 숙면을 취하고 싶을 때 이상적입니다.

에센셜 오일 블렌드를 만들 때는 탑 노트, 미들 노트, 베이스 노트의 균형을 고려하는 것이 중요해요. 페퍼민트나 유칼립투스 같은 탑 노트는 가장 먼저 휘발되면서 첫인상을 남기죠. 미들 노트에 해당하는 라벤더나 제라늄은 블렌드의 중심을 잡아주며 지속력 있는 향을 만들어 냅니다. 그리고 샌달우드나 패츨리 같은 베이스 노트는 가장 늦게 휘발되며 블렌드에 깊이감과 풍성함을 더해줍니다.

에센셜 오일 블렌딩은 그저 좋은 향을 내는 것에 그치지 않아요. 각 오일의 치유 특성을 활용해 우리의 웰빙을 증진하는 것이기도 합니다. 예를 들어, 티트리와 유칼립투스, 레몬을 블렌딩하면 감기 및 독감 시즌에 강력한 워리어가 되어줍니다. 이 블렌드는 우리 몸의 면역 체계를 강화하고, 호흡기를 맑게 해주며, 건강을 지켜주는 역할을 하죠. 마치 안개를 걷어내는 상쾌한 바람처럼요.

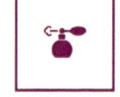

탑 노트 : 에센셜 오일의 첫 향기
탑 노트는 에센셜 오일을 처음 맡았을 때
느낄 수 있는 가장 상쾌하고 화려한 향기입니다.

미들 노트 : 중간 향기의 중심
미들 노트는 에센셜 오일의 중간 향기로,
탑 노트가 사라진 후 드러나는 향입니다.
전체적인 향기의 특징을 결정합니다.

베이스 노트 : 지속력 있는 마지막 향기
베이스 노트는 에센셜 오일의 잔향으로,
오랫동안 지속되는 따뜻하고 부드러운 향기입니다.

에센셜 오일 블렌딩의 세계로 발을 들여놓기 시작했다면, 망설이지 말고 실험해보세요. 작은 배치로 시작해서 나만의 레시피를 만들어가며 블렌딩 노트를 작성해보는 것도 좋습니다. 시간이 지날수록 어떤 오일이 잘 어울리는지, 원하는 효과를 내기 위해 비율은 어떻게 조정해야 할지 감이 생길 거예요.

하지만 에센셜 오일은 강력한 만큼 조심스럽게 다뤄야 합니다. 피부에 바르기 전에는 반드시 캐리어 오일로 희석해야 하고, 알레르기 반응이나 민감성도 염두에 두어야 해요.

앞으로 펼쳐질 장에서는 에센셜 오일 블렌딩의 세계를 좀 더 깊이 있게 살펴보겠습니다. 다양한 오일의 특성을 파헤치고, 집에서 직접 시도해볼 수 있는 실전 레시피도 소개해 드릴게요. 진정 효과를 높이고 싶은 분, 활력을 되찾고 싶은 분, 면역력 증진이 필요한 분 등 누구나 자신에게 꼭 맞는 블렌드를 발견할 수 있을 거예요.

사계절 향기 싱그런 아로마 블렌딩 레시피: 봄, 여름, 가을, 겨울을 위한 계절별 에센셜 오일 블렌딩

계절이 바뀌면 우리의 기분과 몸 상태도 미묘하게 달라집니다. 봄의 설레는 온기, 여름의 역동적인 에너지, 가을의 포근한 정취, 겨울의 고요한 평온함. 각 계절은 독특한 개성과 매력을 지니고 있죠. 이 계절의 정수를 담아낸 에센셜 오일 블렌드를 만들면, 자연의 리듬에 우리 삶을 맞추며 웰빙을 향상할 수 있습니다.

봄은 새로운 시작과 성장의 계절이에요. 생기 넘치고 활기찬 라벤더, 레몬, 페퍼민트 같은 에센셜 오일이 봄의 분위기와 잘 어울리죠. 라벤더는 진정과 이완의 특성으로 겨우내 잠들어 있던 자연이 깨어나는 모습을 표현합니다. 레몬은 밝고 경쾌한 향으로 새로운 시작의 설렘과 희망을 나타내죠. 페퍼민트는 상쾌하고 활력 넘치는 향으로 봄의 생동감을 완벽하게 담아냅니다. 라벤더, 레몬, 페퍼민트를 블렌딩한 봄나들이 같은 향기를 상상해보세요. 집이나 사무실에 이 향을 디퓨징하면 마치 꽃이 만발한 봄날의 상쾌한 바람이 불어오는 듯한 기분이 들 거예요. 이 신선하고 활기 넘치는 향은 겨울잠에서 깨어나 봄의 경쾌한 에너지를 온몸으로 느끼게 해줍니다.

여름의 뜨거운 열기가 한풀 꺾이고 가을이 성큼 다가오면, 시나몬 바크, 넛맥, 오렌지 같은 에센셜 오일의 온기가 우리를 감싸줍니다. 시나몬 바크는 스파이시하고 따뜻한 향으로 쌀쌀한 가을날 뜨끈한 생강차 한잔의 포근함을 선사해요. 넛맥은 달콤하면서도 살짝 흙내음이 나는 향으로, 갓 구운 펌킨파이와 벽난로 곁의 아늑함을 연상시킵니다. 오렌지는 밝고 경쾌한 향으로 형형색색 물든 가을 단풍과 수확의 기쁨을 표현하죠. 시나몬 바크, 넛맥, 오렌지를 블렌딩한 가을밤 책 읽기 향은 집안 가득 아늑하고 포근한 분위기를 물씬 풍깁니다. 이 향에 취해 있노라면, 오래된 책장을 넘기는 바스락거림과 잔뜩 익은 사과를 깨무는 달콤함이 떠오를 거예요. 이 따뜻하고 경쾌한 향은 계절의 변화를 포용하고 가을만의 낭만을 만끽하게 해줍니다.

낮이 짧아지고 밤이 길어지는 겨울이 오면, 프랑킨센스, 파출리, 샌달우드의 차분하고 안정적인 향이 우리 곁을 지켜줍니다. 프랑킨센스는 나무 향과 흙내음이 어우러져 고요하고 평화로운 겨울 숲속 산책을 연상케 해요. 파출리는 깊고 중후한 향으로 추운 겨울밤 포근한 담요 속 안정감을 선사하죠.

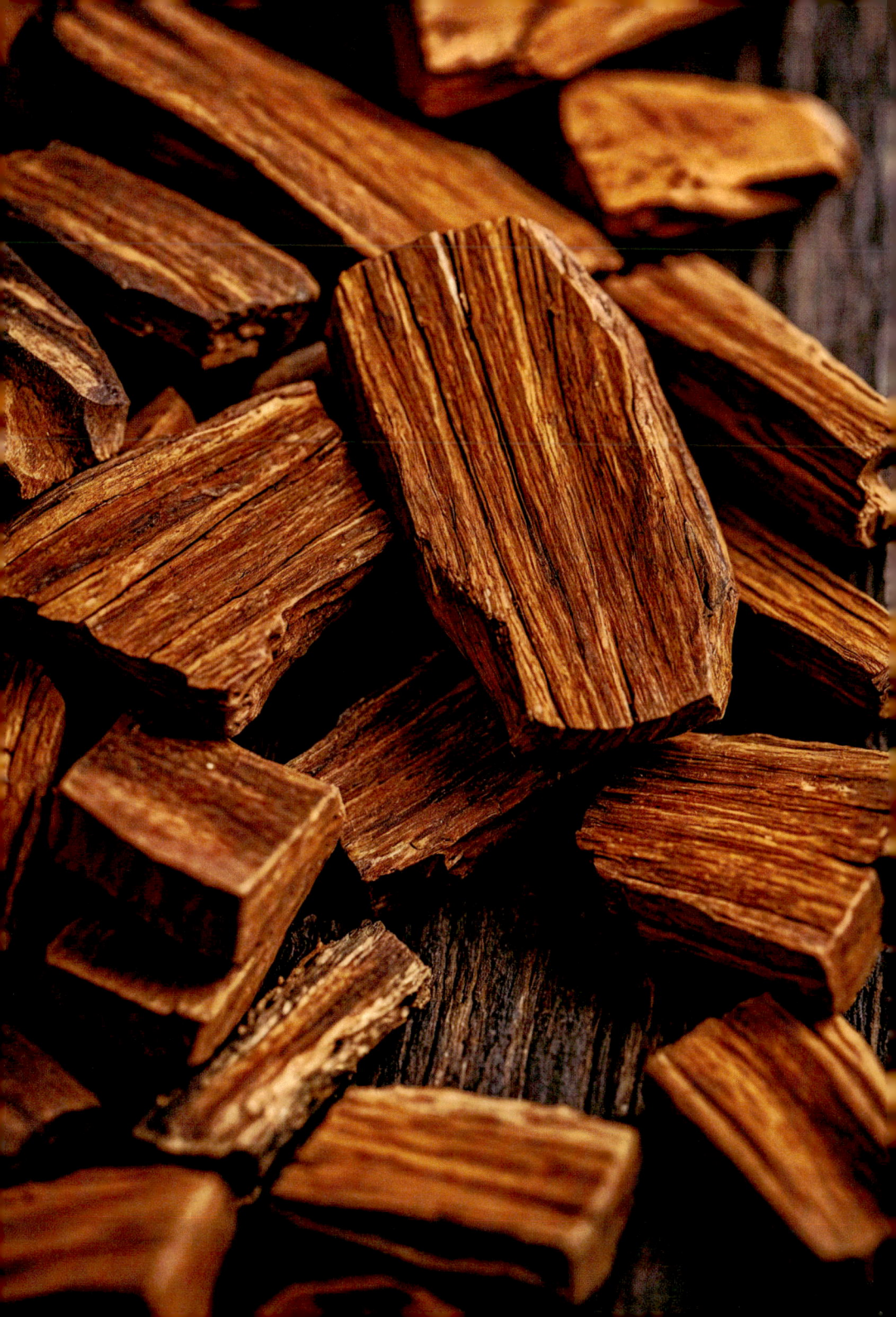

샌달우드는 달콤하고 나무 향이 나는 향으로 내적 평온과 깨끗함을 불러일으켜 줍니다. 마치 꽁꽁 언 호수의 고요함처럼요.

프랑킨센스, 파출리, 샌달우드가 조화를 이룬 겨울맞이 명상 블렌드는 우리 마음속에 고요한 평화를 심어줍니다. 이 향이 주위를 감싸면, 마치 촛불이 은은하게 흔들리고 벽난로에서 장작이 타닥거리는 소리가 들리는 듯해요. 이 차분하고 진정 효과 있는 향은 연말연시 분주함 속에서 잠시 휴식을 취하고 내면을 성찰할 수 있게 도와줍니다.

계절별 에센셜 오일 블렌드를 만드는 건 단순히 기분 좋은 향을 만드는 것 이상의 의미를 지녀요. 우리의 신체적, 정서적, 정신적 건강을 아로마 테라피로 지원하는 일이기도 합니다. 이 블렌드들은 각 계절의 개성을 포착할 뿐 아니라, 우리 기분을 좋게 하고 에너지를 북돋우며 몸과 마음의 긴장을 풀어주는 자연스럽고 전인적인 방법을 제공하죠. 다양한 계절별 블렌드를 테스트하면서 당신만의 감각과 직관을 믿어보세요. 누구에게나 통하는 만능 레시피는 없습니다. 자신만의 후각을 따르고 개인적 선호도에 귀 기울이는 것이 중요해요. 가장 기억에 남고 감동적이었던 조합들을 블렌딩 노트에 기록해두는 것도 잊지 마세요.

우리를 둘러싼 세상이 정신없이 돌아가고 자연과 동떨어진 채 살아가기 쉬운 요즘, 계절별 에센셜 오일 블렌드를 만드는 일은 자연의 순환에 우리 삶을 연결하는 소박하지만 의미 있는 방법이 될 수 있습니다. 우리는 변화하는 계절에 자신을 맞추며 더 큰 균형과 조화, 기쁨을 발견할 수 있어요.

아로마 향기의 조화,
탑노트에서 베이스노트까지

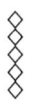

에센셜 오일을 구성하는 다양한 향기 성분은 각기 다른 휘발성을 지니고 있어요. 가장 먼저 느껴지는 향부터 마지막까지 오랫동안 남는 향까지, 시간의 흐름에 따라 변화무쌍한 아로마의 세계가 펼쳐지죠.

탑 노트, 미들 노트, 베이스 노트. 에센셜 오일의 향을 구성하는 3가지 층위예요. 마치 오케스트라의 하모니처럼 각 노트가 연주하는 향의 멜로디가 한데 어우러져 아름다운 향기 교향곡을 만들어내죠.

먼저 만나볼 주인공은 싱그러운 첫인상의 탑 노트. 상큼하고 경쾌한 느낌의 시트러스 오일이나 허브 오일들이 대표적이에요. 오렌지, 레몬, 자몽, 라임, 베르가못부터 민트, 유칼립투스까지. 탑 노트의 향기는 확 끌리는 매력으로 우리를 사로잡지만 쉽게 휘발해 빠르게 사라지는 특징이 있죠.

다음으로 등장하는 것은 탑 노트의 뒤를 이어 향기의 중심을 잡아주는 미들 노트예요. 주로 꽃 향이나 풀 향, 약초 향 등이 포함돼요. 라벤더, 제라늄, 로즈마리, 로만 카모마일 같은 오일들이 대표적이죠. 차분하면서도 은은하게 퍼지는 향이 오래도록 지속되는 게 특징이에요.

마지막으로 가장 오랜 시간 동안 느낄 수 있는 흔적을 남기는 베이스 노트
는 묵직한 느낌의 나무 향, 수지 향, 우디 향 등이 주를 이룹니다. 샌달우드,
시더, 패츌리, 프랑킨센스 같은 에센셜 오일이 대표적이에요. 깊이감 있고 풍
성한 향이 전체적인 조화를 이끌며 인상적인 잔향을 남기죠.

에센셜 오일을 블렌딩할 때는 이 세 가지 노트를 균형 있게 조합하는 게
중요해요. 뛰어난 조향사들은 수백 가지 에센셜 오일의 노트를 자유자재로
오케스트레이션 하는 연주자와도 같죠. 때로는 탑 노트의 경쾌한 리듬으로
경쾌하게 시작해 미들 노트의 부드러운 멜로디로 이어가다가, 베이스 노트
의 웅장한 하모니로 마무리 짓기도 해요.

이렇게 에센셜 오일의 3가지 노트는 각자의 개성을 지니면서도 서로 조화
를 이뤄요. 블렌딩에 따라 달라지는 노트의 아름다운 조화, 아로마 향기가
주는 다채로운 감성의 스펙트럼은 우리 삶에 깊이와 풍성함을 더해줍니다.
외롭고 힘들 때는 포근한 꽃향기의 위로를, 무기력하고 우울할 때는 상쾌한
시트러스 향의 응원을, 불안하고 혼란스러울 때는 묵직한 나무 향의 위안을
건네는 에센셜 오일.

이제 우리의 감각을 일깨워줄 아로마 세계로 떠나볼까요? 오늘은 어떤 노
트의 조화가 내 마음을 어루만져줄지, 어떤 향기가 내 감성에 깊이감을 더해
줄지 기대가 되네요. 향기로 꾸민 무지갯빛 하루를 살아가 보는 거예요. 에센
셜 오일 노트의 하모니에 귀 기울여보세요. 향기로운 당신만의 멜로디가 흐
를 거예요.

감각의 조화, 아로마 블렌딩의 기술

아로마 블렌딩은 단순한 취미 이상의 것이에요. 수학적 방정식처럼 정밀한 계산과 예술적 감각이 요구되는 섬세한 기술이랍니다. 에센셜 오일이 지닌 화학적 성분과 각 노트의 조화, 그리고 우리 후각이 반응하는 미묘한 뉘앙스까지 종합적으로 고려해야 하죠.

훌륭한 아로마 블렌딩을 위해 가장 중요한 건 에센셜 오일에 대한 깊이 있는 이해예요. 각 오일의 대표적인 효능은 물론, 개별 오일 간의 시너지 효과와 향의 궁합을 섬세하게 파악하는 안목이 필요하죠. 이를 바탕으로 자신만의 독창적인 감각을 더해 개성 있는 향을 디자인해낼 수 있어요.

아로마 블렌딩에는 정해진 공식이 없어요. 정답은 오직 나 자신만이 알 수 있는 것. 내 취향과 감성, 그날그날의 기분에 맞춰 창의적으로 향을 조합하는 거죠. 블렌딩의 묘미는 바로 이런 자유로움에 있어요.

독창적인 나만의 시그니처 블렌딩 오일을 만들 때는 먼저 베이스가 될 오일을 선택하는 것에서 시작해요. 좋아하는 베이스 노트의 오일을 골라 전체 블렌딩의 1/3 가량을 베이스로 잡아주세요. 이 묵직한 바탕 위에 미들 노트와 탑 노트의 오일을 조금씩 더해가며 조화로운 밸런스를 맞춰가는 거예요.

향수를 만드는 조향사처럼 촉각을 곤두세우고 옅은 향의 변화까지 집중해서 맡아보세요. 블렌딩한 오일을 코에 가져다 대고 깊게 들이마신 뒤, 천천

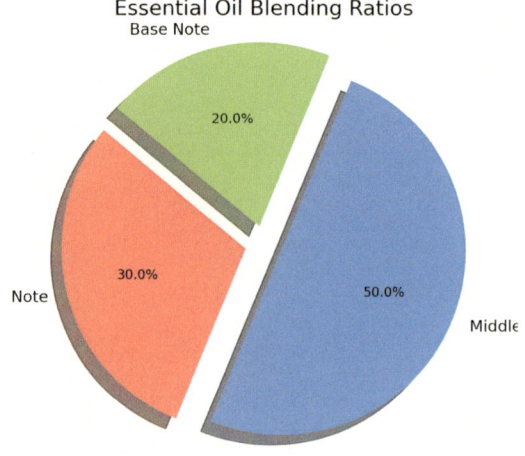

Essential Oil Blending Ratios

Base Note

20.0%

Note

30.0%

50.0%

Middle

히 여운을 음미하듯 길게 내쉬어 보는 거예요. 때로는 자신이 향을 느끼는 감각을 진솔하게 받아들이는 것도 중요해요. 느낌이 확 오지 않을 때는 숙성의 시간을 가져보는 것도 좋은 방법이에요. 하룻밤 정도 블렌딩 오일을 숙성한 후 다시 향을 맡아보면 전에 느끼지 못했던 향의 깊이와 조화로움이 느껴지곤 하거든요.

블렌딩이 마음에 들었다면 실생활에 활용해보세요. 아로마 디퓨저를 통해 은은한 향을 풍기게 하거나, 베이스 오일에 섞어 마사지에 활용해도 좋아요. 욕조에 블렌딩 오일을 떨어뜨려 홈 스파를 즐기는 것도 큰 즐거움이 될 거예요. 섬세하게 조율한 나만의 향이 일상의 곳곳에서 나를 반겨준다니, 정말 근사하지 않나요?

블렌딩 오일을 피부에 발라보세요. 코 끝을 스치는 향에 온 감각이 깨어나는 기분이에요. 나를 위해 정성스레 조율한 향이 살랑살랑 퍼져 모든 스트레스가 눈 녹듯이 사라지고, 잔잔한 위안이 밀려와요. 에센셜 오일 블렌딩으로 내 감정을 어루만지고, 내 삶의 여백을 채워가는 소중한 시간. 아로마 블렌딩으로 만든 작은 행복이 오늘 하루, 그리고 앞으로의 일상을 더 특별하게 만들어 줄 거예요.

내 안의 감정을 깨우는 에센셜 오일

에센셜 오일의 아로마 분자들은 후각을 통해 축적된 감정의 흔적과 직접 만나요. 그 순간 잠들어 있던 우리의 감정 회로가 활성화되고, 특별한 화학 작용이 시작되죠. 향기라는 열쇠로 잠긴 감정의 문이 활짝 열리는 거예요.

슬픔에 잠겨 눈물이 멈추지 않을 때, 향을 맡는 순간 마음이 차분해지는 경험 해보신 적 있나요? 불안감에 밤잠을 설칠 때, 따스한 향이 안아주듯 편안하게 감싸주는 것 같지 않으셨어요? 에센셜 오일의 향기는 우리 감정에 직접적으로 영향을 미치는 묘한 힘이 있어요.

우울함에 푹 빠져 헤어나오기 힘들 때는 bergamot, sweet orange, lemon 같은 상큼한 시트러스 오일이 긍정의 기운을 싹 틔워준답니다. 후각을 자극하는 산뜻한 향이 마치 따스한 햇살처럼 우울의 그늘을 걷어내주죠. 아침에 눈뜨자마자 디퓨저로 상쾌한 시트러스 향을 맡으며 하루를 열어보세요. 그 향기가 우울한 마음에 희망이라는 물감을 톡톡 튀기며 기분 좋은 하루의 시작을 알릴 거예요.

불안과 스트레스에 시달릴 때는 lavender, bergamot, roman chamomile 같은 편안한 꽃 향이 위로가 되어줘요. 포근하고 부드러운 꽃 향기에 감싸여 잠들기 전, 마음의 동요가 고요해지는 걸 느끼실 수 있을 거예요. 향으로 어루만져지는 감정의 파도가 잔잔히 가라앉으며 편안한 숙면에 빠져들죠.

에너지가 빠져 무기력함을 느낄 때는 peppermint, rosemary, eucalyptus

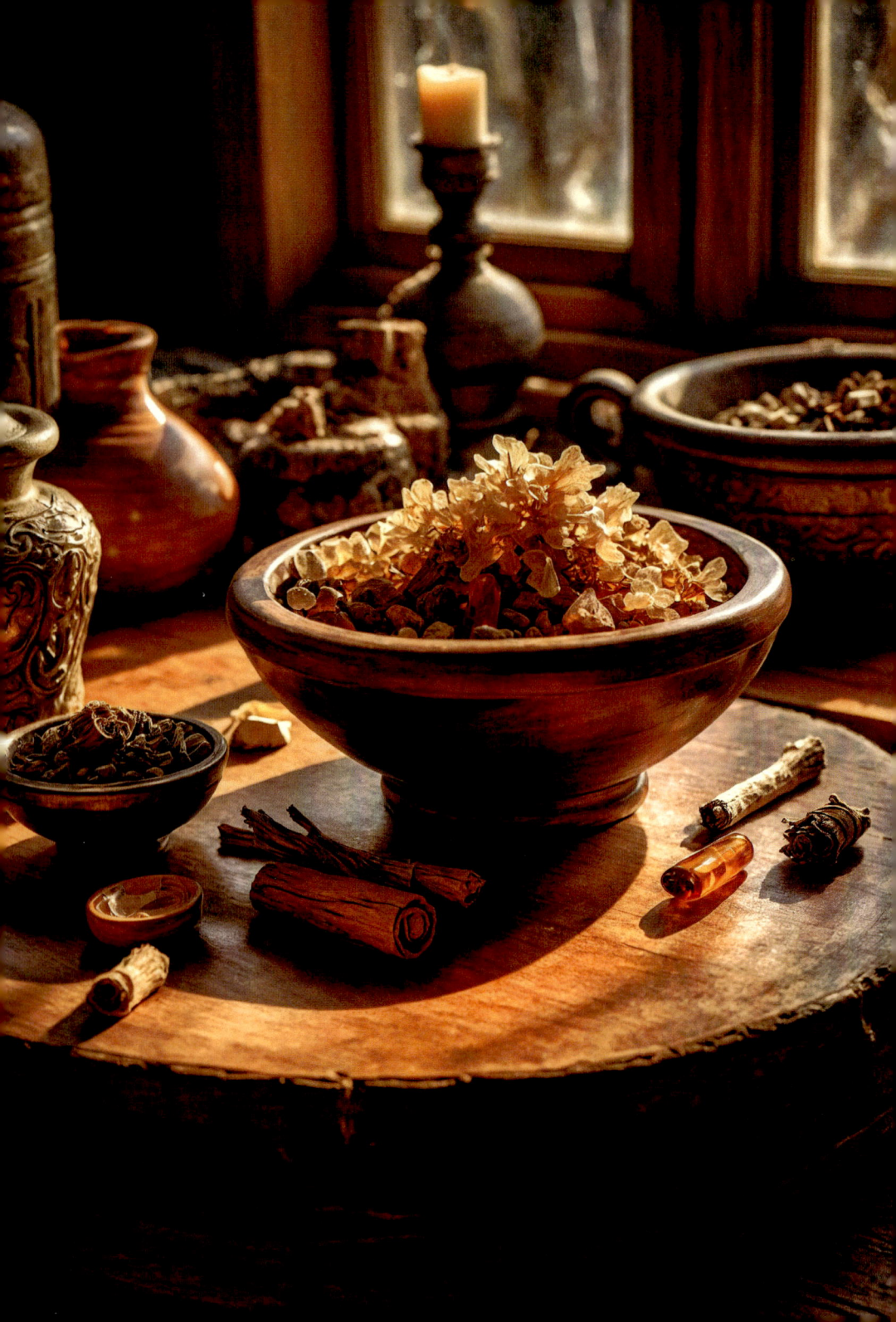

에센셜 오일이 활력소가 되어줘요. 민트 계열 오일의 시원하고 톡 쏘는 향이 혈액순환을 촉진해 머리를 맑게 해주고 집중력을 높여준답니다. 공부하다 나른해지거나 운전 중 졸음이 쏟아질 때, 민트 오일을 한 방울 손바닥에 떨어뜨리고 깊게 들이마셔 보세요. 정신이 번쩍 들면서 더 오래 집중할 수 있는 힘이 생길 거예요.

때론 강렬한 감정의 소용돌이에 휩싸여 마음의 중심을 잡기 힘들 때가 있어요. 그럴 땐 frankincense, cedarwood, vetiver 같은 묵직한 나무 향이 단단한 버팀목이 되어줘요. 깊고 중후한 향이 흔들리는 감정에 축을 세워, 다시 마음의 균형을 찾도록 이끌어줍니다. 향을 따라 깊고 긴 호흡을 해보세요. 뿌리 깊은 나무처럼 흔들림 없는 마음을 가질 수 있을 거예요.

에센셜 오일의 아로마 테라피는 우리 감정을 어루만지는 자연의 선물과도 같아요. 숨겨진 감정의 단서를 향기로 더듬어 찾아가 봐요. 에센셜 오일이 전해주는 따스한 위로에 귀 기울여보세요. 우리 안의 감정에 다가가는 소중한 시간이 될 거예요.

수상한 에센셜 오일 구별법, 가짜 오일 주의보!

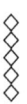

1. 향수 선별을 위한 감각 평가 방법의 중요성

시중에 다양한 오일이 넘쳐나다 보니 품질을 구분하기가 어려워졌죠. 순도 높고 향기로운 오일을 고르려면 감각을 총동원한 꼼꼼한 관찰이 필요합니다. 시각, 후각, 촉각을 활용해 오일을 평가하는 간단한 방법을 소개할게요.

먼저 샘플 병을 잘 흔들어 오일을 골고루 섞은 뒤, 병을 열고 천천히 코를 가까이 대 보세요. 깊게 향을 들이마시며 오일 고유의 아로마를 느껴보세요. 상쾌하고 은은하고 깊이감 있는 향이 난다면 좋은 징조예요.

색을 관찰하는 것도 중요해요. 투명하거나 연한 빛깔을 띠는 오일이 순도가 높죠. 너무 진하고 탁한 갈색이라면 불순물이 섞였을 수 있어요. 들어 올려 빛에 비춰보면서 오일의 선명도를 살펴보세요.

피부에 발라 텍스처를 느껴보는 것도 방법이에요. 손등에 조금 떨어뜨려 문질러 보세요. 부드럽고 가볍게 흡수된다면 좋은 품질일 거예요. 묽고 거칠거나, 끈적하고 기름진 느낌이 강하다면 의심해 볼 만해요.

2. 오일 브랜드 조사의 중요성

수많은 오일 브랜드 중 믿을 만한 제품을 선택하려면 브랜드의 원료 공급, 제조 방식, 품질 관리, 가치관에 대해 꼼꼼히 따져봐야 해요.

유기농 원료만을 사용하고 공정 무역에 동참하며 친환경 지속 가능 경영을 실천하는 브랜드라면 신뢰할 만해요. 브랜드 웹사이트나 블로그 등을 통해 그들의 철학과 행보를 확인해 보세요. 또 GC-MS 성분 검사, ISO 인증 획득 여부 등으로 오일의 순도와 품질을 철저히 관리하는지 알아보세요. 제3자 기관으로부터 유기농, 친환경 인증을 받은 브랜드라면 좋은 선택이 될 거예요.

믿을 만한 전문가들의 평가와 사용 후기도 참고해 보세요. 아로마 테라피 전문가들이 추천하는 브랜드 정보를 찾아보고, 실제 사용자들의 디테일한 리뷰도 꼭 읽어보세요. 좋은 브랜드의 오일은 조금 비싸더라도 그만한 가치가 있어요. 마음에 드는 브랜

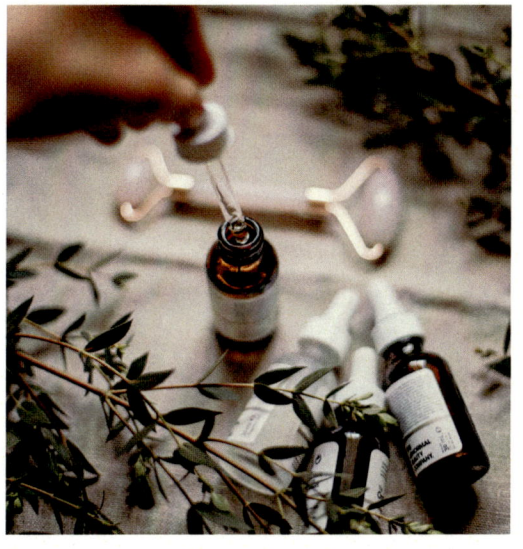

드를 발견했다면, 그들의 베스트셀러 제품으로 테스트 삼아 써보세요. 직접 경험해보는 것만큼 정확한 판단 기준은 없답니다.

3. 오일의 순도와 품질 확인을 위한 간단한 재택 시험법

손쉽게 구할 수 있는 도구로 오일을 테스트해볼 수 있어요. 종이 테스트로 오일이 종이에 스며드는 속도를 관찰해 보세요. 순수 오일은 빠르게 증발해 종이에 기름 얼룩을 남기지 않아요.

오일 한 방울을 유리컵 물에 떨어뜨려 보세요. 물 위에 얇게 퍼지며 시간이 지나도 물과 섞이지 않고 투명한 상태라면 순도가 높은 거예요. 침전물이 가라앉거나 뿌옇게 변한다면 불순물이 포함되었을 수 있어요.

후각으로 오일을 평가하는 것도 잊지 마세요. 오일을 코에 가까이 가져가 천천히 향을 맡아보세요. 자연 식물 고유의 신선하고 은은한 향이 난다면 품질이 좋은 거예요.

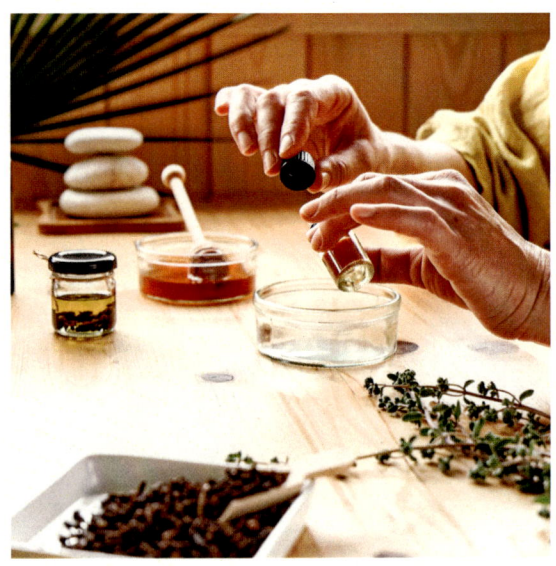

피부 패치 테스트로 피부 자극 여부도 확인

해 보세요. 오일 한두 방울을 팔 안쪽에 바르고, 24시간가량 지켜보세요. 발진, 발열, 가려움 등 트러블이 생긴다면 피부 자극이 있는 것이니 주의가 필요해요.

4. 가정에서 사용하는 오일의 안전한 활용법

아로마 테라피를 즐기기에 앞서 반드시 주의사항을 숙지하세요. 오일은 강력해 부적절하게 사용하면 부작용의 위험이 있거든요.

우선 절대 오일을 피부에 바로 바르지 마세요. 오일은 반드시 캐리어 오일이나 크림 등에 희석해 사용하세요. 보통 오일 1~5%를 캐리어 오일 95~99%에 섞어요. 오일에 민감한 사람이라면 반드시 패치 테스트 후 사용하세요. 팔 안쪽에 소량 발라보고, 24시간 이상 지켜본 뒤 안전성을 확인하고 써야 해요.

임산부나 어린 아이, 반려동물에게는 오일 사용에 더욱 주의하세요. 호르몬 변화로 예민해진 임산부에겐 자극이 될 수 있고, 아이들과 동물은 오일 대사 능력이 낮거든요. 베이비 마사지 오일이나 반려동물용 제품을 쓰되, 가급적 저농도로 소량만 사용하는 게 안전해요. 눈이나 점막 등 민감한 부위 사용은 피하고, 절대 먹거나 마시면 안 돼요. 두통, 알레르기, 메스꺼움 등 이상 증상이 나타나면 즉시 사용을 중단하고 전문의와 상담하세요.

세심한 주의를 기울이면서 오일의 놀라운 효능을 마음껏 경험해 보세요. 소중한 나와 가족의 건강을 위해, 오일로 삶에 자연의 온기를 불어넣어 보아요.

알쏭달쏭 에센셜 오일 라벨 바로 읽기

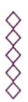

라벨 속에 감춰진 보물을 찾아내는 즐거움

에센셜 오일 병을 들고 작은 글씨로 빼곡히 적힌 라벨을 들여다보면 마치 미지의 세계로 빠져드는 기분이 듭니다. 오일의 순도, 품질, 안전 사용법 등 중요한 정보들이 마치 난해한 수수께끼처럼 느껴지기도 하죠. 하지만 이 작은 라벨 속에는 우리가 반드시 알아야 할 진실이 담겨 있습니다.

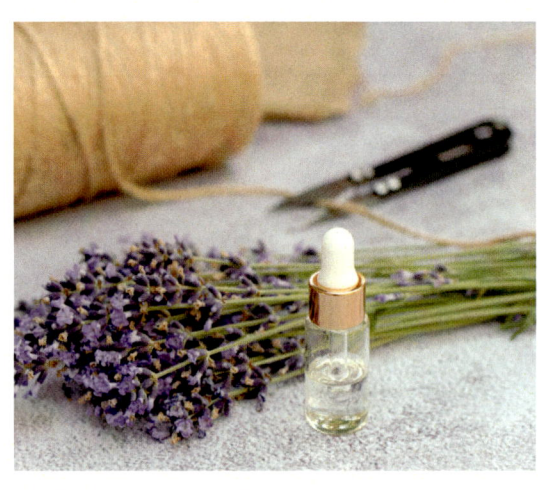

에센셜 오일을 손에 들 때마다 우리는 작은 탐험을 떠나게 됩니다. 오일이 어떤 식물에서 추출되었는지, 원산지는 어디인지, 어떤 방식으로 추출되었는지 이 모든 요소들이 품질을 좌우합니다. 마치 보물 지도를 들여다보듯 꼼꼼히 라벨을 살펴봐야 하는 이유죠. 친절한 에센셜 오일도 라틴어 식물명으로 위장하곤 합니다. Lavandula angustifolia. 이게 무슨 뜻일까요? 바로 라벤더를 뜻하는 이름이랍니다. 식물의 라틴명은 그 종의 특성을 정확히 드러내주기에 같은 속 식물일지라도 미묘한 차이를 구분할 수 있게 해줍니다.

유기농 인증 마크, 배치 번호 등도 눈여겨봐야 할 정보입니다. 한정된 공간 속에서 각자의 비밀스런 이야기를 들려주는 이 기호들. 품질에 대한 단서를 제공하는 소중한 열쇠와도 같죠. 순도 높은 에센셜 오일을 만나기 위한 첫걸음은 이렇게 라벨을 꼼꼼히 읽어내는 것에서부터 시작됩니다.

에센셜 오일 선택이 망설여질 때는 라벨이 속삭이는 이야기에 귀를 기울여보세요. 100% 순수 에센셜 오일인지, 식물의 어떤 부위에서 추출되었는지, 희석 오일은 없는지. 라벨이 들려주는 이야기가 오일의 진실을 말해줄 거예요. 에센셜 오일을 고를 때 우리에겐 단서를 찾아내는 명탐정의 마음가짐이 필요합니다.

품질 좋은 오일 선택하기, 결코 어렵지 않아요. 한 번 깨우친 라벨 읽기의 기술은 평생 동안 프리미엄 아로마 라이프로 인도하는 나침반이 되어줍니다. 숨겨진 의미를 하나씩 밝혀낼수록 마치 보물찾기에 성공한 것 같은 짜릿한 기분을 만끽할 수 있죠. 이렇게 수집한 정보들이 모이면 우리는 비로소 에센셜 오일의 전모를 파악할 수 있게 됩니다. 그 모습은 감동적이에요. 자연의 아름다움과 치유의 에너지가 응축된 에센셜 오일. 신중히 선택한 오일 한 병이 우리 일상에 가져다 줄 변화는 실로 놀랍습니다.

에센셜 오일, 안전하게 사용하는 팁

◇
◇
◇
◇

　에센셜 오일은 우리에게 놀라운 자연의 힘을 선사하지만, 잘못 다루면 오히려 독이 될 수 있습니다. 향기로운 에센셜 오일과 더욱 건강하게 지내기 위해서는 반드시 안전 수칙을 지켜야 해요. 오늘은 에센셜 오일을 안심하고 사용할 수 있는 가이드라인을 알아보도록 하겠습니다.

　에센셜 오일은 피부에 직접 바르기에는 너무 강력해요. 성인의 경우 보통 1~3% 정도로 희석해서 사용하는데, 어린이나 노약자, 민감성 피부라면 0.5~1% 이하의 농도가 적당합니다. 오일을 바르기 전에는 반드시 패치 테스트를 해보세요. 손목 안쪽에 소량 발라보고 24시간 지켜보는 거예요. 발진, 가려움, 붉어짐 등의 이상 반응이 나타나면 사용을 중단해야 합니다.

　에센셜 오일을 사용할 때는 피부 자극을 최소화하기 위해 코코넛 오일이나 코코넛 오일 같은 캐리어 오일과 함께 블렌딩해서 사용하는 것이 안전해요. 레몬, 오렌지, 자몽 같은 감귤류 오일은 특히 주의가 필요한데요. 감귤류 오일 사용 후 자외선에 노출되면 색소침착이 생길 수 있거든요. 자몽 오일을 도포한 피부는 최소 12시간 정도 자외선을 피하는 것이 좋아요.

에센셜 오일이 눈이나 점막에 직접 닿지 않게 주의하세요. 혹시 눈에 들어갔다면 오일로 문지르지 말고 깨끗한 물로 충분히 씻어내야 해요. 물로 씻어내기 힘들다면 캐리어 오일을 활용하는 것도 도움이 됩니다. 아이들 손이 닿지 않는 어둡고 서늘한 곳에 오일을 보관하고, 반드시 어린이 보호 마개가 있는 용기에 담아두는 것이 안전합니다.

임신과 수유 중에는 호르몬 변화로 피부가 평소보다 민감해질 수 있어요. 임신 중에는 안전성이 확실한 오일만 소량 사용하는 것이 좋고, 특히 초기 3개월은 아예 사용을 피하는 것이 안전합니다. 수유 중에는 아기에게 직접 전달될 수 있으니 더욱 주의해야 해요. 산모에겐 라벤더, 베르가못, 프랑킨센스 정도가 비교적 안전한 오일로 알려져 있습니다.

목적 구분	희석 비율	사용 대상	희석 방법
성인용 국소 적용	1%	민감한 피부, 얼굴용 제품	캐리어 오일 30ml에 에센셜 오일 6방울
	2-3%	일반적인 피부용 제품	캐리어 오일 30ml에 에센셜 오일 12-18방울
	5%	특정 부위 집중 치료용	캐리어 오일 30ml에 에센셜 오일 30방울
어린이용 국소 적용	0.25-0.5%	6개월 이상 2세 이하	캐리어 오일 30ml에 에센셜 오일 1-3방울
	1%	2세 이상	캐리어 오일 30ml에 에센셜 오일 6방울
목욕용	1-2%	성인용 목욕	전체 목욕물에 에센셜 오일 5-10방울을 우유나 베이스 오일에 희석 후 사용

*제시된 데이터 프롬프트

에센셜 오일은 반려동물에게도 해로울 수 있어요. 특히 고양이의 경우 페놀계 성분이 함유된 오일은 절대 사용해선 안 됩니다. 개에게도 마찬가지로 오일을 직접 바르기보다는 디퓨저를 활용하는 것이 좋아요. 반려동물이 있

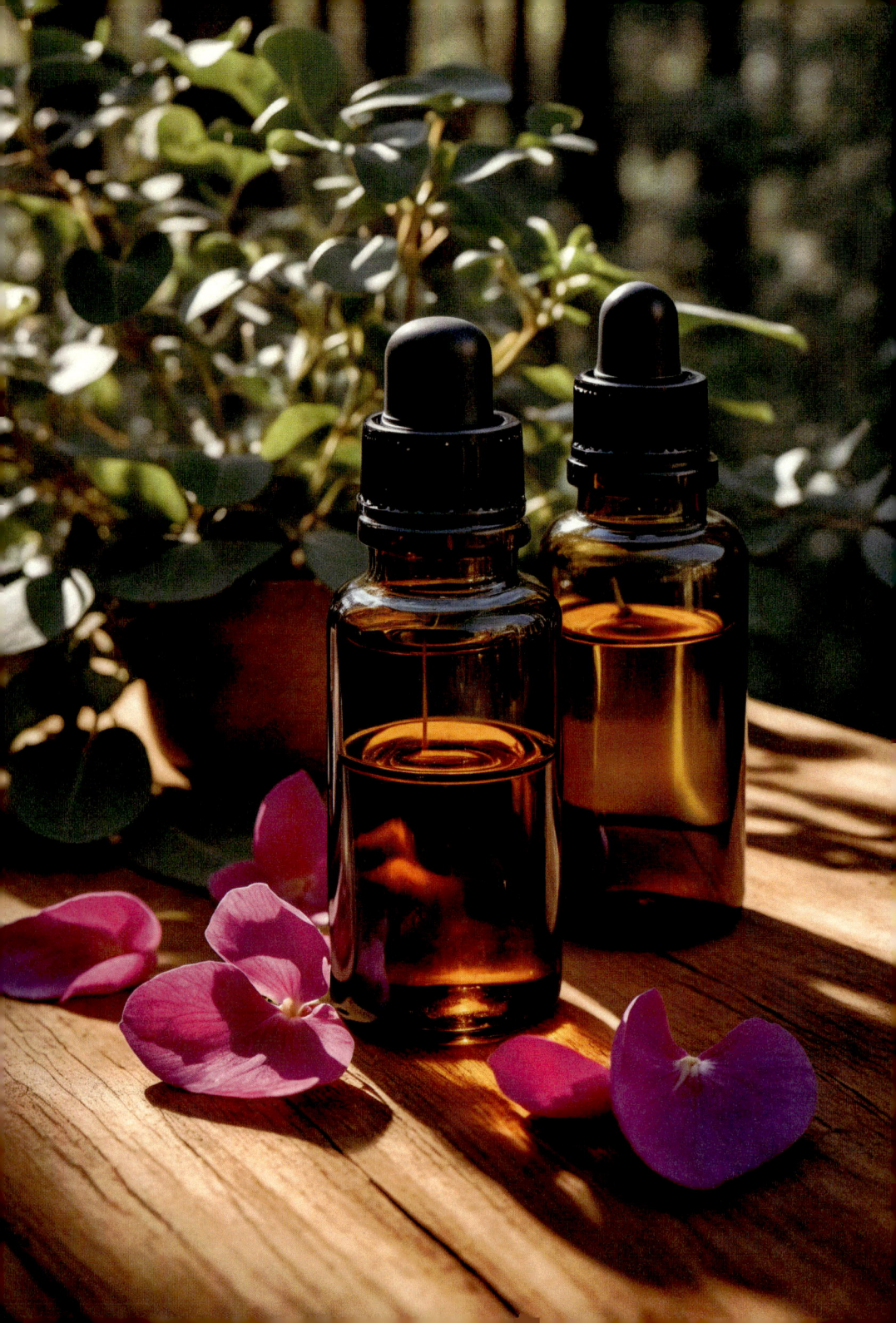

는 공간에선 유칼립투스, 티트리, 페파민트는 피하는 것이 안전합니다. 한 번 틀어놓고 나가기보다는 반려동물과 함께 있으면서 반응을 지켜보아야 해요.

에센셜 오일을 피부에 바를 때는 태양을 피하는 것이 좋습니다. 자외선은 오일의 광독성을 유발해 색소침착, 화상을 일으킬 수 있거든요. 야외 활동이 잦다면 베르가못, 레몬, 자몽 같이 감귤류 성분이 있는 오일 사용은 자제하는 것이 안전해요. 시트로넬라, 유칼립투스 같은 오일도 원액 상태로 피부에 바르면 자극이 될 수 있으니 주의가 필요합니다.

아로마 디퓨저를 사용할 때도 장시간 사용은 피하는 것이 좋아요. 2~3시간 이상 연속 사용하면 두통, 어지러움을 유발할 수 있거든요. 한 번에 3~5방울 정도만 떨어뜨리고, 2~3시간 사용 후엔 30분에서 1시간 정도 환기를 해주는 게 좋습니다. 밀폐된 공간에서 장시간 사용하면 오히려 독이 될 수 있어요. 디퓨저 사용 후에는 물은 물론 기기 내부도 깨끗이 세척해야 세균 번식을 막을 수 있어요.

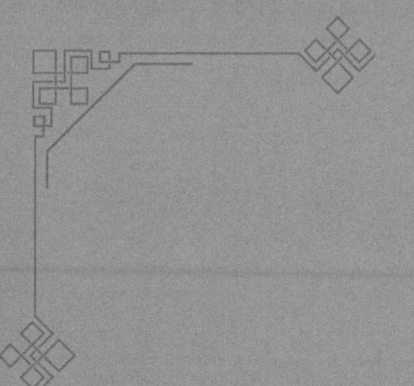
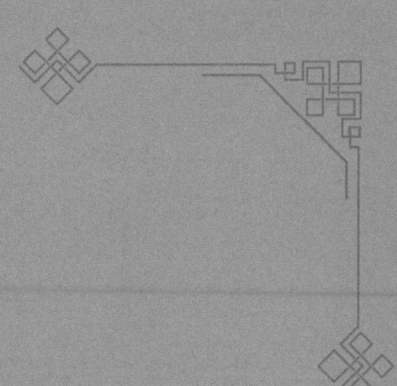

PART 3

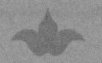

아로마 셀프테라피의
모든 것

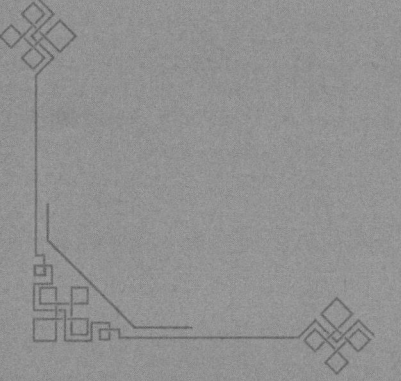
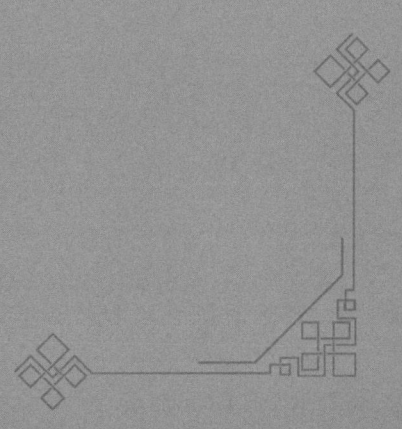

내 몸을 위한 아로마 마사지
셀프 & 커플 마사지

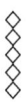

라벤더 향이 방 안에 은은하게 퍼지면 어느새 깊은 휴식에 빠져들게 됩니다. 오늘 하루의 피로와 걱정거리는 잠시 내려놓고, 온전히 자신만을 위한 시간을 가져보세요. 아로마 마사지는 우리 몸에 긍정적인 변화를 불러일으키는 특별한 방법이에요. 손끝에서 전해지는 오일의 감촉과 코끝을 간질이는 향기가 어우러져 심신을 평화롭게 합니다.

에센셜 오일의 놀라운 효능을 경험하기 위해 전신 마사지를 시작해볼까요? 먼저 페퍼민트 오일로 관자놀이와 목 뒤를 부드럽게 눌러주세요. 시원한 페퍼민트 향이 피로로 무거워진 머리를 맑게 해줄 거예요. 그 다음엔 어깨와 등 마사지를 위해 라벤더 오일을 준비하세요. 손바닥으로 너무 세지 않게 문지르듯 마사지하면 긴장된 근육이 점차 이완되는 것을 느낄 수 있어요.

유칼립투스 오일은 숨을 깊게 들이쉴 때마다 탁 트이는 상쾌함을 선사합니다. 특히 목과 가슴 부위를 지그시 누르면서 마사지하면 갑갑함이 싹 달아나죠. 호흡이 한결 편해지고 활력이 되살아날 거예요. 팔다리로 내려가서는 귤 오일을 발라보세요. 귤 오일의 상큼한 시트러스 향은 지친 하루의 피로를 말끔히 씻어내는 느낌이랍니다. 오일을 바른 손으로 팔다리를 귀 쪽에서 손끝 쪽으로 쓸어주듯이 마사지해주세요.

발끝까지 온몸에 생기를 불어넣고 싶다면 발 마사지를 추천합니다. 따뜻하게 데운 코코넛 오일에 페퍼민트 한 방울을 떨어뜨려 발바닥과 발가락을 지압하듯 눌러주세요. 뭉친 피로가 오일을 타고 스르르 녹아내리는 기분이 들 거예요. 마사지가 끝난 후엔 편안한 자세로 누워 명상을 하며 여운을 즐겨보는 것도 좋아요. 아로마 오일의 잔향이 온몸에 포근하게 감싸는 듯한 느낌이 들 테니까요.

혼자만의 시간도 좋지만 사랑하는 사람과 함께 마사지를 나누는 것도 특별한 경험이 될 거예요. 서로의 피부에 향기로운 오일을 발라주고, 손길로 온기를 전하는 순간은 세상 어떤 것과도 바꿀 수 없는 소중한 시간이 될 테니까요. 아로마 마사지는 마음을 열고 서로를 이해하는 계기가 되기도 한답

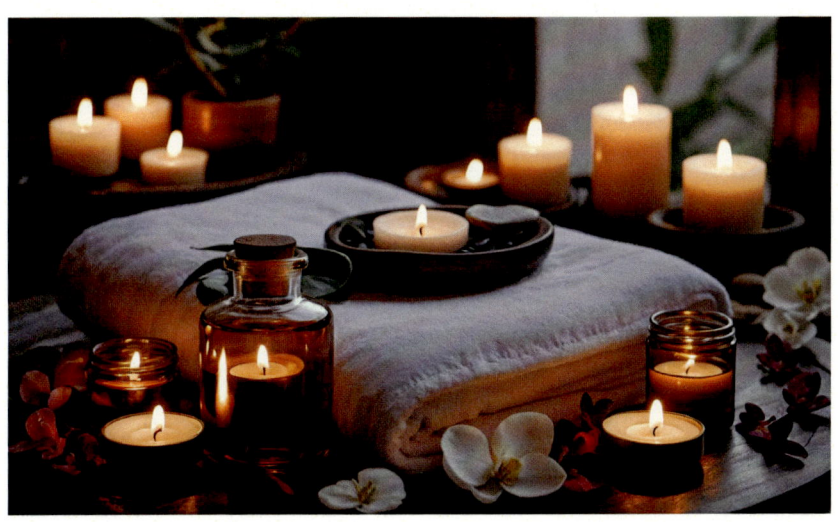

니다. 은은한 촛불을 켜고 분위기 있는 음악을 틀어 둘만의 릴랙싱 타임을 가져보세요.

규칙적인 아로마 마사지는 우리 몸에 놀라운 변화를 가져다줍니다. 혈액순환이 촉진되고 림프 순환이 원활해져 노폐물 배출에 도움을 주죠. 뭉쳐있던 근육이 풀리면서 긴장이 해소되고 유연성이 높아집니다. 교감신경이 안정을 찾아 스트레스와 불안감이 자연스레 사라지기도 해요. 꾸준히 마사지를 받다 보면 숙면의 질이 높아지고 피로 회복 속도도 빨라진답니다. 면역력 증진에도 도움이 되니 평소 건강 관리 차원에서도 강력 추천하는 방법이에요.

아로마 마사지를 생활화하려면 시간과 공간 마련이 우선이에요. 집에서도 편하게 마사지를 즐기려면 필요한 도구를 미리 준비해두는 게 좋아요. 아로마 오일과 캐리어 오일은 물론, 오일 워머나 수건, 마사지 매트 등을 갖추어 두는 거예요. 매주 한두 번씩 시간을 정해 놓고 반복하다 보면 어느새 습관이 될 거예요. 마사지 후에는 오일이 피부에 잘 스며들도록 가볍게 두드려주고, 물을 충분히 마시는 것도 잊지 마세요.

아로마 입욕제와 반신욕으로
집에서 즐기는 스파

진정한 힐링의 시간, 아로마 반신욕의 놀라운 효능

삶에 지친 현대인에게 아로마 반신욕만큼 간편하고 효과적인 힐링법이 또 있을까요? 온 몸을 담그는 전신욕과 달리 반신욕은 준비가 간단해 언제든 기분 내키는 대로 즐길 수 있죠. 집에서 기분 좋게 사용할 수 있는 천연 아로마 오일의 은은한 향기와 어우러진 반신욕 타임은 지친 심신을 위로하기에 그만이에요. 따뜻한 물과 감미로운 허브 향이 연출하는 아로마 반신욕으로 느긋한 힐링 시간을 가져보세요.

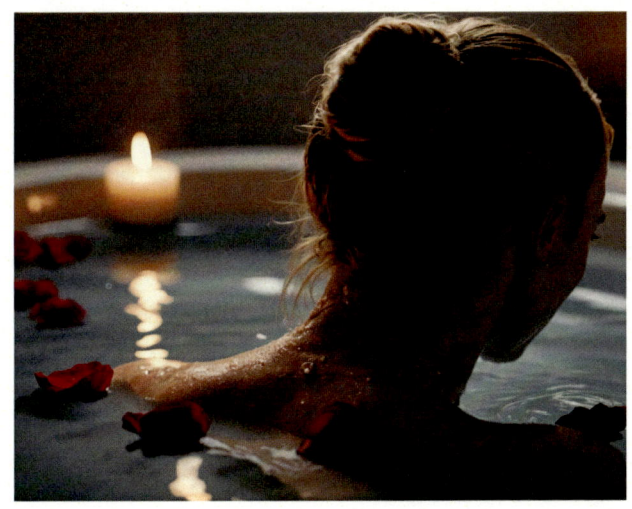

지친 발을 녹여주는 마법, 발 반신욕

누구나 하루를 마무리하고 집으로 돌아왔을 때, 온종일 바쁘게 움직인 발이 뻐근하고 피곤함을 느껴본 경험이 있을 거예요. 이럴 때 따뜻한 물에 발을 담그고 편안한 음악을 듣다 보면 기분까지 한결 나아지죠. 여기에 향긋한 에센셜 오일 한 방울을 더한다면 지친 발을 위한 더할 나위 없이 좋은 선물이 될 거예요.

라벤더, 로즈마리, 페퍼민트 에센셜 오일은 발 반신욕에 안성맞춤이에요. 이 오일들은 피로 해소와 혈액순환 촉진, 붓기 제거에 효과적이거든요. 무거운 마음을 가라앉히는 듯한 깊은 라벤더 향, 산뜻한 페퍼민트의 시원한 향, 허브의 정수라 할 만한 로즈마리 향을 맡고 있으면 마치 꽃과 허브가 만발한 정원에 와 있는 기분이 들 거예요. 반신욕 후에는 수건으로 발을 깨끗이 닦아주고 오일을 부드럽게 마사지해주면 하루의 피로가 눈 녹듯 사라질 거예요.

여성을 위한 아로마 힐링, 좌욕과 힙 배스

예민한 여성 신체 특유의 고민을 해결하는 데에도 아로마 반신욕은 효과적이에요. 냉 좌욕은 질염 완화와 자궁 강화에, 온 좌욕은 월경통과 요실금 개선에 도움이 되죠. 세이지, 제라늄, 로즈 제라늄 에센셜 오일은 여성 호르몬 조절에 특히 탁월해요. 달콤하면서도 신비로운 장미 향을 품은 제라늄 오일은 스트레스와 불안감 해소에도 효과적이고요.

힙 배스는 특히 출산과 폐경기를 겪는 여성들에게 추천하고 싶어요. 좌욕과 함께 엉덩이까지 포근하게 감싸주는 힙 배스는 긴장을 풀어주고 부종을 가라앉히는 데 그만이거든요. 산후조리 기간에는 티트리와 라벤더 오일이 어울려요. 항균 작용이 뛰어난 티트리 오일은 산후 감염을 예방하고, 라벤더 오일은 호르몬 변화로 예민해진 신경을 진정시켜 줄 거예요. 폐경기에는 달콤한 일랑일랑 오일이 우울감을 해소하고 긍정적인 기분을 북돋우는 데 도움이 될 거예요.

숨은 독소를 씻어내는 해독 반신욕

일상에서 자연스럽게 쌓이는 몸속 노폐물, 겉으론 알 수 없어도 건강에 적신호를 보내는 위험한 독소들. 피로함과 무기력함의 원인이 바로 이런 독소 때문일 수 있어요. 그렇다면 따스한 반신욕 물에 레몬, 자몽, 주니퍼베리 에센셜 오일을 풀어 넣어 보세요. 상큼한 시트러스 향이 피로에 지친 감각을 깨워 줄 거예요.

해독에 으뜸인 주니퍼베리 오일은 노폐물 배출을 촉진해 독소로 인한 피부 트러블이나 부종 완화에 효과적이에요. 레몬과 자몽은 비타민 C가 풍부해 면역력 강화에도 도움을 줘요. 반신욕 후 땀이 날 정도로 온몸이 뜨끈뜨끈 달아오르고, 개운함이 밀려올 거예요. 샤워기로 미지근한 물을 틀어

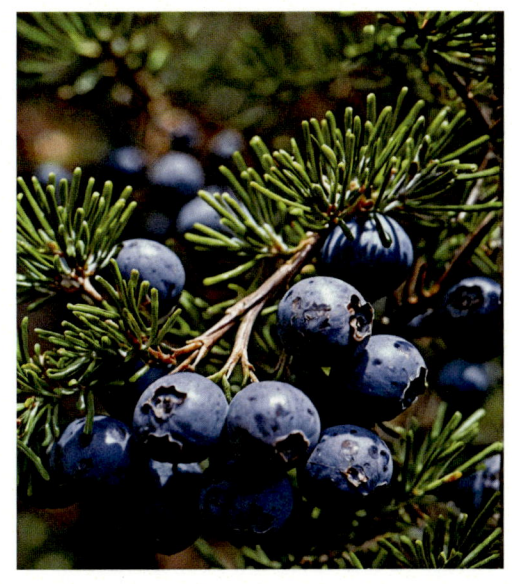

천천히 온몸을 헹궈내면 몸속 독소와 함께 피로감도 씻겨 나가는 기분이 들 거예요.

온 가족이 함께하는 아로마 족욕 타임

아로마 반신욕의 매력은 온 가족이 함께 즐길 수 있다는 거예요. 감기에 걸리기 쉬운 아이에겐 유칼립투스나 티트리 오일을, 집중력이 필요한 수험생 자녀에겐 로즈마리나 레몬 오일을 추천해요. 가족 모두 함께 즐기는 족욕 타임에는 따뜻한 물에 라벤더 오일 한 방울씩 떨어뜨려 보세요. 편안한 라벤더 향을 맡으며 도란도란 이야기 나누는 시간은 온 가족에게 포근한 휴식이 되어줄 거예요.

소중한 나를 위한 진짜 휴식, 아로마 반신욕

바쁘게 돌아가는 일상에 치여 정작 내 자신은 뒷전이 되기 쉬운 요즘이에요. 하지만 아로마 반신욕 같은 작은 사치로 잠시나마 진정한 휴식을 취하는 시간을 가져보세요. 물과 오일의 조화가 빚어내는 은은한 향에 온전히 내 자신에게 집중하다 보면 어느새 달아났던 감각이 깨어나는 걸 느낄 수 있을 거예요.

아로마 족욕으로 발끝까지 릴랙싱

바쁜 일상에 지친 발걸음, 따뜻한 아로마 풋 배스에 담그는 순간 모든 피로가 녹아내립니다. 편안한 향기에 감싸인 채 느긋한 시간을 보내다 보면 어느새 마음까지 가벼워지는 기분이에요. 매일 저녁 아로마 풋 배스로 하루를 마무리하며 지친 몸과 마음을 재충전하는 습관, 건강한 라이프스타일의 시작이 될 거예요.

발은 우리 몸의 제2의 심장이라 불릴 만큼 건강에 중요한 역할을 하죠. 하루 종일 부지런히 움직이느라 피로가 쌓인 발을 풋 배스로 달래주면 혈액순환이 원활해져 가벼워진답니다. 여기에 천연 에센셜 오일을 더하면 아

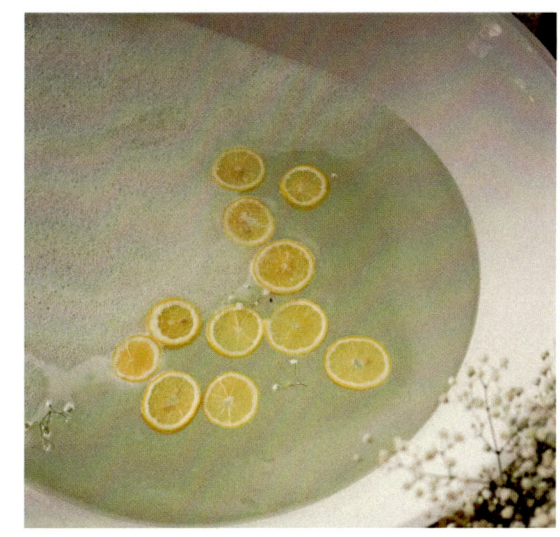

로마 테라피 효과로 긴장이 풀리고 스트레스가 해소돼요. 상쾌한 향은 기분을 한층 밝게 만들어 줄 거예요.

풋 배스에 어울리는 에센셜 오일로는 라벤더, 캐모마일 같은 진정 효과가 뛰어난 오일이 제격이에요. 이 오일들은 숙면에도 도움을 주죠. 스트레스로 잠 못 이루는 밤, 풋 배스에서 오일의 은은한 향을 맡다 보면 어느새 깊은 잠에 빠져들 수 있을 거예요.

피로 해소를 위해서는 페퍼민트, 로즈마리 오일이 안성맞춤이에요. 청량하고 상쾌한 향기가 남아있는 발을 매만지다 보면 온몸에 생기가 돌죠. 레몬, 오렌지 같은 시트러스 오일은 기분 전환에 효과적이랍니다. 상큼한 향으로 리프레시 하고 싶을 때 추천해요.

아로마 풋 배스 레시피를 소개할게요. 물의 온도는 38-40도가 적당해요. 너무 뜨거우면 피부에 자극이 될 수 있거든요. 물 2-3리터에 에센셜 오일 2-3방울, 입욕제나 바다소금 1-2컵을 넣고 발을 담그세요. 15-20분간 편안히 즐기면서 지압이나 마사지를 곁들이면 더할 나위 없이 좋겠죠? 풋 배스 후엔 보습크림을 발라주면 촉촉함을 오래 간직할 수 있답니다.

에센셜 오일에 민감하다면 소량으로 희석해 살짝 떨어뜨려 보세요. 개개인의 특성이 다르니 나에게 맞는 농도를 찾아가는 게 중요해요. 처음엔 낮은 농도로 시작해 점차 적응해 가는 걸 추천합니다.

아로마 풋 배스를 즐기면서 좋아하는 음악을 듣거나 책을 읽는 것도 분위기를 한층 높여줄 거예요. 긍정적인 마인드로 기분 전환이 되는 시간을 갖는 거죠. 에센셜 오일을 묻힌 손으로 종아리나 무릎 등 뭉친 부위를 부드럽게 주물러 주는 것도 좋아요. 따뜻해진 근육이 한결 유연해짐을 느낄 수 있을 거예요.

아로마 풋 배스의 묘미는 향을 음미하며 복잡한 생각을 비우는 것에 있어요. 깊은 호흡과 함께 에센셜 오일의 향을 온전히 느껴보세요. 어느새 맑아진 정신으로 내일을 위한 좋은 에너지를 채울 수 있을 거예요. 아로마는 우리에게 놀라운 치유력을 선사하죠.

하지만 아로마 테라피가 누구에게나 긍정적인 건 아니랍니다. 에센셜 오일은 강력한 천연 성분인 만큼 부작용의 가능성도 있어요. 사용 전엔 반드시 피부 테스트를 해보고, 알레르기 반응이 있다면 사용을 중단하는 게 좋겠죠. 임산부나 어린이, 노약자, 특정 질환이 있는 분은 전문가와 먼저 상담해보는 걸 추천해요.

에센셜 오일 원액을 피부에 직접 바르는 건 절대 금물이에요. 반드시 물이나 캐리어 오일로 희석해서 사용해야 자극을 예방할 수 있죠. 눈이나 점막에 닿지 않게 주의하고, 사용 후엔 깨끗이 손을 씻는 걸 잊지 마세요. 상처 부위엔 바르지 말고, 사용 직후 강한 햇볕을 피하는 것도 잊지 마세요.

아로마 테라피는 우리 삶에 편안함과 활력을 더해주는 자연의 선물이에요. 에센셜 오일의 놀라운 효능을 누리되, 안전 수칙을 지켜 현명하게 사용하는 게 중요하죠. 매일 밤 10분, 작은 실천으로 나를 돌보는 습관을 들여보세요. 풋 배스에 발 담그는 짧은 시간이 삶의 질을 높이는 계기가 될 거예요.

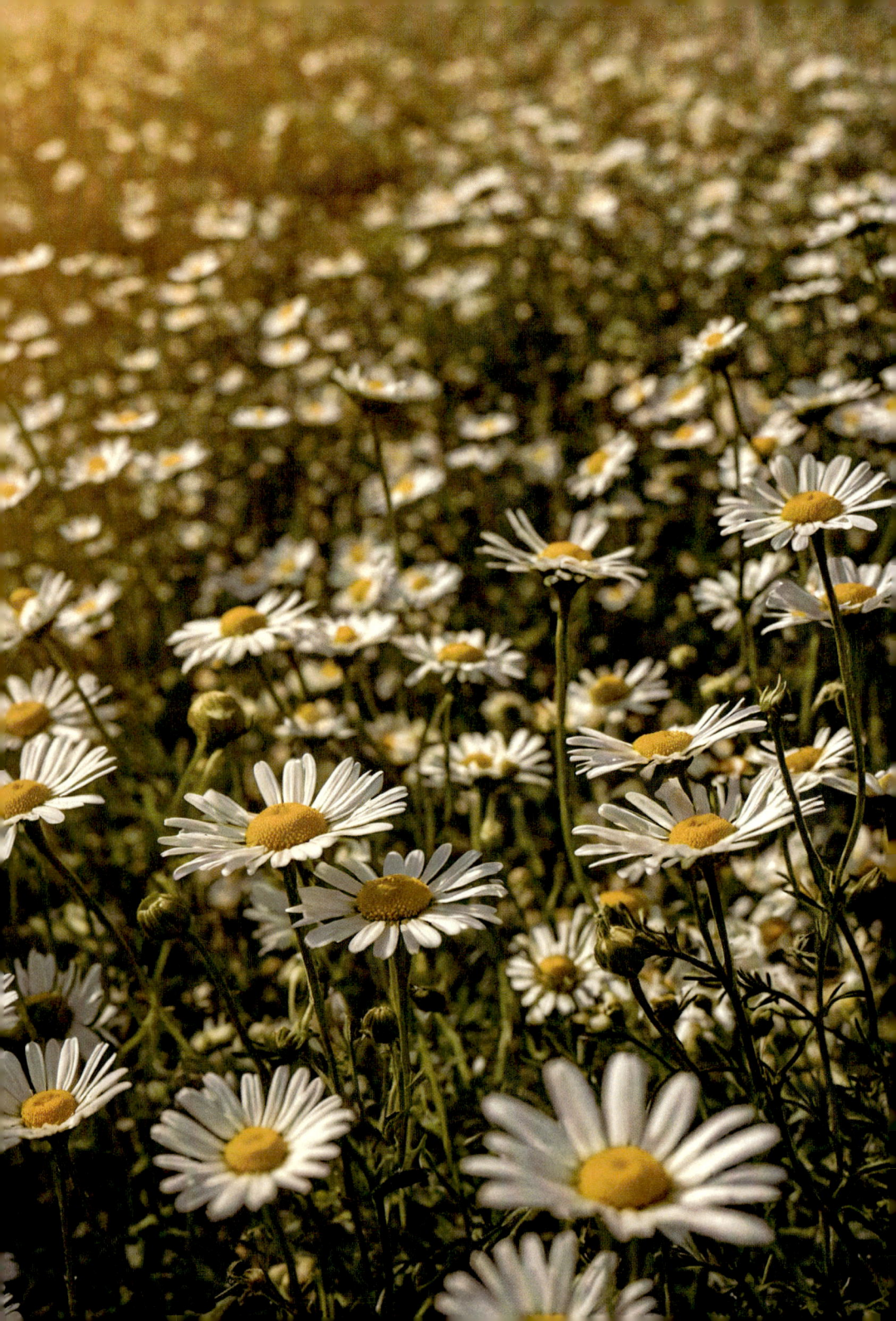

아로마 흡입법, 숨만 쉬어도 힐링된다!

◇
◇
◇
◇

향기로운 숨결, 행복이 가득한 하루를 맞이하세요. 아로마 흡입은 우리가 살아가는 데 있어 마음의 평온과 건강을 되찾아주는 소중한 선물과도 같습니다. 매일 바쁘게 살아가는 현대인들에게 아로마 테라피는 잠깐의 휴식과 힐링을 제공하며, 우리 몸과 마음을 재충전시켜 줍니다.

아로마 흡입은 어렵지 않습니다. 디퓨저, 티슈, 스팀타월 등 우리 주변에서 쉽게 구할 수 있는 도구들로 간단히 시작할 수 있죠. 마치 따뜻한 햇살 아래 꽃밭을 거니는 듯한 기분 좋은 향기를 맡으며, 잠시 일상에서 벗어나 휴식을 취해보세요.

라벤더, 로즈마리, 페퍼민트 등 다양한 에센셜 오일은 우리의 감각을 자극하고 심신을 안정시켜 줍니다. 은은하게 퍼지는 향기는 스트레스를 해소하고, 긴장된 근육을 이완시키며, 숙면을 취하는 데 도움을 줍니다. 보드라운 구름 위에 누워있는 듯한 포근함과 편안함을 느낄 수 있습니다.

아로마 흡입은 우리의 면역력을 높이는 데도 효과적입니다. 차가운 바람이 부는 겨울, 감기에 걸리기 쉬운 계절이죠. 티트리, 유칼립투스 오일을 활용한 흡입은 우리 몸속 병균과 싸우는 백혈구 수를 증가시켜 감기와 독감을 예방하는 데 도움을 줍니다. 숨을 깊게 들이마시면, 상쾌한 향기가 코끝을 자극하며 우리 몸에 생기를 불어넣어 줍니다.

피곤할 때, 집중력이 떨어질 때, 우울할 때 아로마 흡입은 우리를 다시 일으켜 세워줍니다. 레몬, 자몽 등 상큼한 감귤류 오일은 머리를 맑게 해주고, 긍정적인 기분을 되찾아 주죠. 신선한 과일을 한 입 베어 문 듯한 상쾌함을 느낄 수 있습니다. 로즈, 네롤리 오일은 마음을 평온하게 해주고, 슬픔과 우울함을 떨쳐내는 데 도움을 줍니다.

기능	오일
면역력 강화	유칼립투스, 티트리, 로즈마리
기분 전환	레몬, 오렌지, 페퍼민트
스트레스 해소	라벤더, 베르가모트, 일랑일랑
숙면	라벤더, 캐모마일, 샌달우드

디퓨저는 우리가 머무는 공간 전체에 은은한 향기를 채워줍니다. 거실, 침실, 욕실 등 생활공간 곳곳에 디퓨저를 활용해 보세요. 편안하고 포근한 분위기를 연출할 수 있습니다. 또한 스트레스 받은 하루의 끝, 따뜻한 물에 에센셜 오일을 떨어뜨려 스팀타월로 흡입하면 하루의 피로가 말끔히 씻겨 내려갑니다. 코를 자극하는 맑은 향기가 숨길을 타고 폐 속 깊이 스며들어, 피로한 몸과 마음이 힐링되는 시간을 가질 수 있습니다.

아로마 디퓨저를 사용할 때는 반드시 사용 설명서를 숙지하고, 적정량의 에센셜 오일을 물에 희석해 사용해야 합니다. 또한 스팀타월 흡입 시에는 뜨거운 물에 화상을 입지 않도록 주의를 기울여야 해요. 온도를 적절히 조절하고, 수건으로 열기를 잘 감싸주는 게 중요합니다.

에센셜 오일은 피부에 직접 바르면 자극이 될 수 있기에 반드시 캐리어 오일에 희석해서 사용해야 합니다. 특히 임산부나 어린 아이, 반려동물이 있는 가정에서는 더욱 주의가 필요해요. 에센셜 오일을 사용하기 전에는 반드시 전문가와 상담하고, 패치 테스트를 통해 자신에게 맞는 오일인지 확인하는 과정이 필요합니다.

아로마 흡입은 우리의 질 높은 삶을 위한 자연의 선물입니다. 많은 현대인이 건강하지 못한 생활 습관과 스트레스로 지쳐가고 있죠. 이럴 때일수록 우리는 자연이 주는 치유의 힘을 신뢰해야 합니다. 향기로운 아로마 오일과 함께 마음의 평화를 되찾고, 활력 넘치는 하루하루를 살아가 보세요. 지금 이 순간, 눈을 감고 깊게 숨을 들이마셔 보세요. 자연의 신비로운 향기가 우리 곁을 감싸고 응원하고 있답니다. 좋아하는 아로마 오일 향을 선택하고, 나만의 아로마 흡입 루틴을 만들어 보세요. 상쾌한 아침을 위한 모닝 아로마 흡입, 숙면을 위한 베딩 아로마 흡입, 피로를 풀어주는 홈 케어 흡입 등 생활 속 작은 습관으로 건강한 아로마 라이프를 시작할 수 있습니다.

계절의 변화에 맞춰 아로마 흡입 활용법을 달리하는 것도 좋습니다. 봄에는 알레르기와 불면을 다스리는 아로마 흡입을, 여름에는 피부 쿨링과 리프레싱 효과를 주는 오일을, 가을에는 감기 예방과 건조함 케어에 도움 되는 블렌딩을, 겨울에는 우울감 해소와 면역력 증진에 효과적인 오일을 활용해 보세요.

직장인, 수험생, 워킹맘 등 라이프스타일에 맞는 아로마 흡입법도 효과적입니다. 업무 스트레스로 지친 직장인에게는 스트레스 릴리프 아로마 흡입을, 집중력을 높이고 싶은 수험생에게는 브레인 케어 아로마 흡입을, 육아로 피곤한 워킹맘에게는 에너지 부스팅 아로마 흡입을 추천합니다. 나에게 꼭 맞는 아로마 솔루션을 찾아 건강 관리에 활용해 보세요.

아로마 흡입은 우리에게 손쉽게 힐링을 선사하는 멋진 방법입니다. 자연의 향기를 빌려 긴장을 이완하고, 활력을 되찾으며, 감정의 밸런스를 맞추는 시간을 가져 보세요. 작은 실천으로 삶의 질을 높이고, 건강한 일상을 만들어 갈 수 있습니다. 아로마 흡입으로 몸과 마음이 풍요로워지는 놀라운 경험, 바로 지금 시작해 보시길 바랍니다.

따뜻한 위로, 아로마 온열 트리트먼트

◇
◇
◇
◇

편안한 오후, 창밖으로 스며드는 은은한 햇살이 마음까지 녹여 내리는 듯합니다. 오늘 하루도 분주히 보내셨나요? 어깨가 결리고 머리가 지끈거리는 날, 아로마 찜질의 포근한 위로가 그리워지곤 해요.

아로마 찜질은 열의 위로와 에센셜 오일의 향기가 선사하는 이완의 하모니랍니다. 먼저 허브 티백이나 곡물 주머니를 따뜻한 물에 적셔 전자레인지에 데우거나, 스팀으로 찜질 온도를 높여 주세요. 적당히 데워진 찜질 팩에 에센셜 오일을 두어 방울 떨어뜨리면, 아로마 찜질 준비 완료! 이제 근육이 뭉친 곳, 또는 긴장이 쌓인 부위에 아로

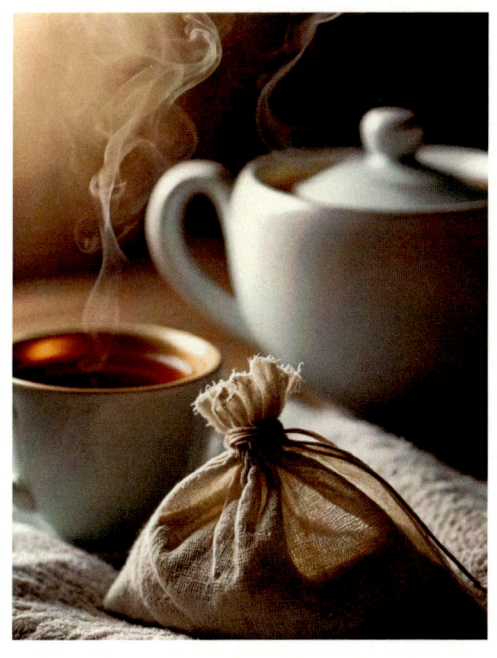

마 찜질 팩을 올려두고 온기를 느껴 보세요.

아로마의 온기는 피부를 통해 근육으로 스며들어 긴장을 녹이고, 혈액순환을 촉진시켜 줍니다. 통증과 피로가 완화되는 것은 물론, 마음까지 편안해지는 이완 효과를 경험할 수 있죠. 여기에 에센셜 오일의 은은한 향기는 후각을 자극해 기분 전환을 도와주고, 스트레스를 해소하는 데 일조합니다. 아로마 특유의 릴렉스함이 온몸을 포근하게 감싸 안을 때면, 저절로 마음까지 평온해지곤 해요.

아로마 찜질에 가장 많이 활용되는 에센셜 오일로는 진정 효과가 뛰어난 라벤더를 꼽을 수 있어요. 숙면을 돕는 것으로 유명한 라벤더 오일은 신경계를 안정시키고 스트레스와 불안감을 완화하죠. 보랏빛 꽃잎처럼 차분하고 따스한 라벤더 향에 취해, 편안한 휴식을 만끽해 보세요.

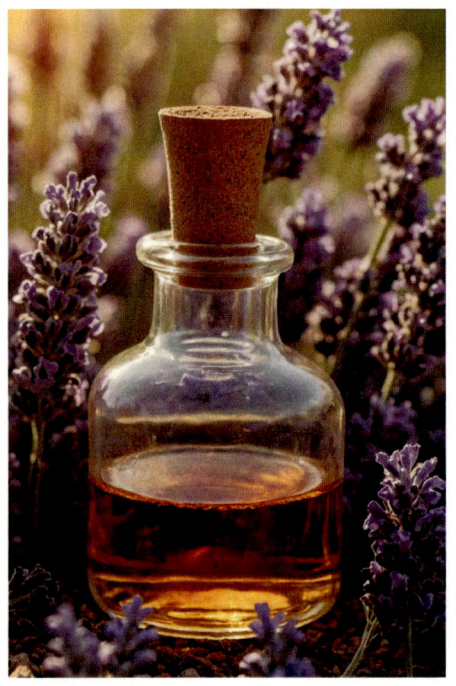

두통이나 긴장성 근육통이 있다면 페퍼민트 에센셜 오일을 추천해요. 페퍼민트는 통증 완화에 효과적이며, 근육을 이완시키고 피로를 풀어주는 데 도움을 줍니다. 머리를 맑게 하는 청량한 페퍼민트 향은 정신까지 상쾌하게 만들어 줄 거예요.

호흡기 건강 증진을 위해서는 유칼립투스 에센셜 오일을 활용해 보세요. 유칼립투스의 시원한 향은 코를 트이게 하고 숨쉬기를 편하게 만들어 줍니다. 감기로 인해 목이 칼칼하거나 기침이 날 때 유칼립투스 아로마 찜질을 해 보세요. 목에 걸렸던 답답함이 싹 풀리는 것을 느낄 수 있답니다.

피부 진정과 트러블 케어를 위해서는 티트리 에센셜 오일이 제격이에요. 뛰어난 항균, 항염 효과로 여드름성 피부나 자극받은 피부에 빠른 진정을 선사하죠. 싱그러운 티트리 내음을 맡고 있노라면, 산뜻하고 개운한 기분까지 들거예요.

아로마 오일의 종류에 따라 우리 몸과 마음에 전해지는 메시지가 달라집니다. 왕성한 활력이 필요할 땐 로즈마리나, 기분 전환이 필요할 땐 스위트 오렌지 오일을, 마음을 다잡고 싶을 땐 그레이프푸르트 오일을 곁들여 보세요. 에센셜 오일을 블렌딩하면 시너지 효과로 아로마 찜질의 효능은 배가 됩니다. 황홀한 아로마 향기에 빠져들면, 어느새 긴장은 녹아내리고 활력은 샘솟을 거예요.

오늘 하루, 바쁘게 돌아가는 세상에서 잠시 빠져나와 나를 위한 시간을 가져 보세요. 포근한 찜질 팩에 에센셜 오일을 두어 방울 떨어뜨리고, 아로마 온기에 파묻혀 보세요. 어깨와 목덜미에 닿는 아로마 온기에 속 깊은 이완이 찾아올 거예요. 코끝을 스치는 에센셜 오일의 상쾌하고 편안한 향은 지친 감각을 일깨우고, 마음의 평온을 선사할 거예요. 오늘 밤, 당신의 릴랙싱 타임에 아로마 찜질이 함께하길 바랍니다. 편안한 아로마 온기 속에서 긴장은 녹아내리고, 활력은 재충전되길 기원할게요.

아로마 냉 트리트먼트로
피부 쿨링 & 리프레싱

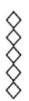

시원하고 상쾌한 아로마 콜드 트리트먼트로 더위에 지친 피부에 활력을 불어넣어 보세요. 여름 태양의 뜨거운 열기는 우리 피부를 지치고 건조하게 만들지만, 에센셜 오일의 힘을 빌리면 피부에 생기와 청량감을 선사할 수 있습니다.

페퍼민트 에센셜 오일의 쿨링 효과를 경험해 보셨나요? 청량한 페퍼민트 향은 산들바람처럼 피부 표면의 열을 식혀주고, 지친 심신에 상쾌함을 안겨줍니다. 페퍼민트 오일을 콜드 트리트먼트에 떨어뜨려 이마와 목덜미에 올려두면 달아오른 열기를 빠르게 내려주죠. 피로와 스트레스로 뭉친 근육도 페퍼민트 오일로 마사지하면 개운해집니다.

또한 티트리 오일은 여드름 피부 진정에 효과적인데요. 뽀루지로 고민될 때 티트리 콜드 트리트먼트를 활용해 보세요. 피부 트러블을 완화시키고 진정시켜 줍니다. 집안 곳곳에 티트리 향을 채워 넣으면 상쾌한 공기 정화 효과도 누릴 수 있어요.

편안한 숙면을 위해서는 라벤더 오일을 베개에 떨어뜨려 보세요. 포근한 보랏빛 꽃밭에 누워있는 듯한 기분 좋은 향기는 숙면을 부르죠. 잠들기 전 라벤더 콜드 트리트먼트로 이마를 쓸어주면 긴장이 풀리고 편안해집니다. 꿀잠을 부르는 라벤더의 자장가에 귀 기울여 보세요.

로즈마리 오일은 우리에게 활력을 선사하는 에센셜 오일입니다. 공부나 집중이 필요한 일을 할 때 로즈마리 향을 맡으면 두뇌가 맑아지고 정신이 또렷해집니다. 하루 종일 피곤에 지친 다리와 발은 로즈마리 족욕으로 개운함을 되찾을 수 있어요.

마지막으로 레몬 오일의 상큼함은 우울한 기분을 환하게 만들어줍니다. 레몬의 싱그러운 향기는 무거운 마음을 가볍게 하고, 긍정 에너지를 북돋아주죠. 칙칙한 피부톤도 레몬 콜드 트리트먼트로 밝혀보세요. 투명하고 화사한 피부로 가꿔줍니다.

에센셜 오일	활용법	효능
페퍼민트	증기 흡입, 가글	코막힘 완화, 두통 감소, 피로 회복
유칼립투스	증기 흡입, 흉부 마사지	호흡기 건강 개선, 항균 및 항바이러스 효과, 면역력 증진
티트리	디퓨저 사용, 흉부 마사지	감염 예방, 면역력 강화, 항염 효과
라벤더	디퓨저 사용, 증기 흡입	스트레스 감소, 수면 개선, 항염 효과
레몬	디퓨저 사용, 가글	면역력 증진, 기분 향상, 항균 효과
카모마일	디퓨저 사용, 증기 흡입	스트레스 감소, 진정 효과, 항염 효과

지금부터 아로마 콜드 트리트먼트로 나만의 쿨링 케어를 시작해 볼까요? 상쾌한 페퍼민트, 깨끗한 티트리, 편안한 라벤더, 활력 넘치는 로즈마리, 밝

은 레몬까지. 5가지 에센셜 오일의 매력에 빠져보세요.

먼저 깨끗이 세탁한 거즈나 면 재질의 천을 준비하세요. 차가운 물에 적신 후 에센셜 오일을 2~3방울 떨어뜨립니다. 페퍼민트는 관자놀이와 목덜미에, 라벤더는 이마와 눈가에, 티트리는 턱 라인에 올려두면 효과적이에요. 피부가 민감하다면 휴대용 미니 선풍기나 부채질로 에센셜 오일의 향을 맡아도 좋습니다.

에센셜 오일의 농도가 높으면 피부 자극을 일으킬 수 있으니 반드시 물에 희석해 사용하는 것이 안전합니다. 피부에 직접 바르기 전에는 손목 안쪽에 소량을 발라 트러블이 일어나지 않는지 패치 테스트를 해보는 것도 잊지 마세요.

뜨거운 여름, 책상과 의자, 자동차 시트에 콜드 트리트먼트를 올려두면 쿨링 효과를 배가 시킬 수 있습니다. 햇볕에 달궈진 피부도 아로마 콜드 트리트먼트로 빠르게 진정시켜 줍니다. 냉장고에 보관해 둔 아로마 트리트먼트는 더위에 지친 피부에 즉각적인 쿨링감을 선사할 거예요.

아로마 콜드 트리트먼트는 여름뿐만 아니라 사계절 내내 우리 피부 컨디션 관리에 도움을 줍니다. 봄이면 라벤더와 로즈마리로 알레르기 피부를 달래고, 가을에는 페퍼민트와 유칼립투스로 감기를 예방할 수 있죠. 겨울 건조할 때는 로즈 오일로 피부에 수분과 영양을 공급해 보세요.

오늘부터 아로마 콜드 트리트먼트를 나만의 뷰티 루틴으로 활용해 보세요. 상쾌한 아침을 위해, 또는 달콤한 숙면을 부르기 위해 시원한 아로마의 힘을 빌려보세요. 기분 전환이 필요할 때, 잠깐의 페퍼민트 브레이크는 활력을 되찾아 줄 거예요. 피부 쿨링, 모공 케어, 두피 진정까지. 아로마 콜드 트리트먼트로 더위에 지친 피부에 생기를 깨우세요.

아로마 콜드 트리트먼트는 에센셜 오일의 놀라운 효능을 경험할 수 있는 손쉬운 방법입니다. 어디서나 간편하게 휴대하고 사용할 수 있죠. 밤낮으로 당신의 곁을 지켜줄 천연 뷰티 아이템, 바로 아로마 콜드 트리트먼트입니다. 에센셜 오일과 함께 항상 건강하고 빛나는 피부를 유지하세요. 당신의 피부도 아로마 콜드 트리트먼트로 숨 쉴 때 비로소 진정한 생명력을 얻게 될 거예요.

PART 4

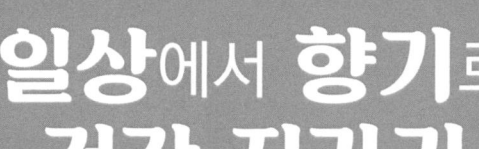

일상에서 향기로
건강 지키기

아로마 라이프,
일상에서 향기로 건강 지키기

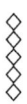

향기로 시작하는 상쾌한 아침, 햇살과 함께 은은하게 퍼지는 레몬과 페퍼민트 에센셜 오일의 향연이 우리를 맞이합니다. 상큼하고 청량한 시트러스와 허브 노트가 어우러져 잠에서 깨어나는 감각을 일깨우고, 하루를 기분 좋게 시작하게 만들어 줍니다.

1. 향기로 시작하는 상쾌한 아침

아침 디퓨저에 레몬이나 페퍼민트 에센셜 오일을 떨어뜨려 보세요. 상쾌하고 깨끗한 공기가 방 안 가득 퍼지면서 숙면에서 깨어나 상쾌함으로 하루를 열 수 있습니다. 레몬은 피로 해소에 탁월하고 페퍼민트는 정신을 맑게 해주는 효과가 있죠.

아침 샤워 타임에는 오렌지나 자몽 에센셜 오일을 활용해 보는 것도 좋습니다. 바디워시에 한두 방울 섞어 사용하면 상큼한 감귤 계열의 향이 피로를 씻어내고 활력을 불어넣어 줍니다. 샤워 후 가볍게 바르는 바디로션에도 에센셜 오일을 블렌딩해 쓰면 은은한 향이 하루 종일 지속됩니다.

2. 집중력 UP! 일할 때 도움 되는 아로마

업무 중 집중력이 떨어지고 멍해질 때, 로즈마리와 레몬그라스 에센셜 오일의 도움을 받아보세요. 코 밑이나 관자놀이에 한 방울씩 발라 심호흡을 하면 정신이 번쩍 들면서 집중력이 높아집니다.

책상 위 디퓨저에 로즈마리, 페퍼민트, 바질 에센셜 오일을 블렌딩해 사용하는 것도 도움이 됩니다. 허브 향이 은은하게 퍼지는 업무 공간에서 두뇌가 맑아지고 집중력과 기억력이 높아지는 것을 경험할 수 있습니다.

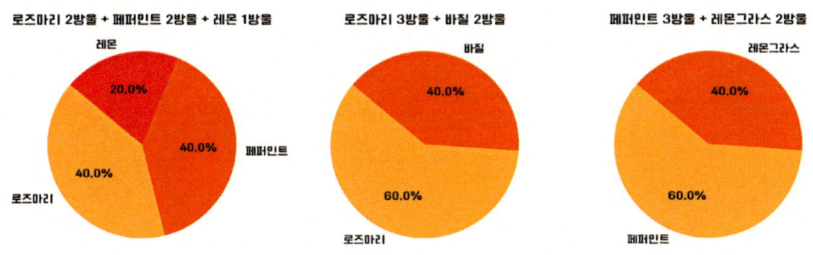

3. 스트레스 날리는 진정 아로마

하루의 피로와 스트레스가 쌓인 날, 편안한 느낌의 라벤더나 일랑일랑 에센셜 오일로 긴장을 풀어보세요. 따뜻한 물에 에센셜 오일을 떨어뜨려 향기로운 반신욕을 즐기거나, 베개에 한두 방울 떨어뜨린 채 숙면을 취하면 온몸의 긴장이 풀리고 편안한 휴식을 취할 수 있습니다.

목욕할 때는 에센셜 오일을 물에 풀어 입욕하거나, 호흡기를 진정시키는 유칼립투스 오일을 활용한 스팀 흡입도 좋습니다. 따뜻한 물에서 올라오는 오일의 증기를 깊게 들이마시면 코와 목이 뻥 뚫리는 느낌과 함께 스트레스가 확 풀립니다.

잠들기 전 손목 안쪽이나 가슴에 라벤더 오일을 한 방울 발라 마사지하며 심호흡을 해보세요. 부드럽고 은은한 꽃향기가 마음을 평온하게 만들어주어 숙면에 도움이 됩니다. 라벤더는 안정감을 주는 대표적인 오일로 불안과 우울함을 해소하는 데에도 효과적입니다.

4. 건강 지키는 면역력 증진 아로마
계절이 바뀌는 환절기, 면역력이 떨어져 감기에 걸리기 쉬운 시기에는 티트리와 유칼립투스 에센셜 오일로 건강 관리를 해보세요.

목 건강을 위해서는 따뜻한 물 한 컵에 티트리 오일 한두 방울을 떨어뜨려 하루 세 번가량 가글을 해주면 좋습니다. 구강 내 세균을 없애고 목의 염증을 가라앉히는 데 효과적이죠.

또한 기관지 건강을 위해 유칼립투스 오일을 활용한 흡입도 추천합니다.

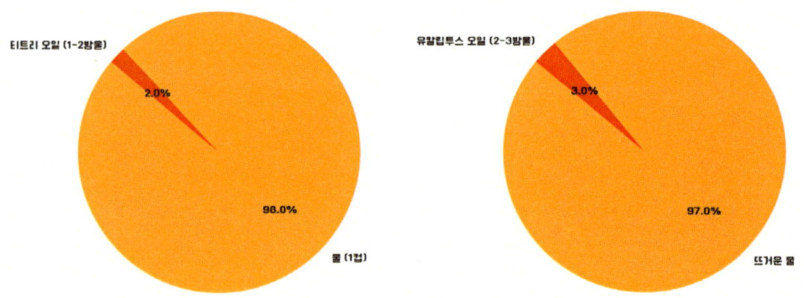

티트리 오일 (1~2방울)
2.0%
98.0%
물 (1컵)

유칼립투스 오일 (2~3방울)
3.0%
97.0%
뜨거운 물

뜨거운 물을 그릇에 담고 유칼립투스 오일 2-3방울을 떨어뜨린 후, 수건으로 머리를 덮고 5분 정도 깊게 흡입하세요. 개운해지는 느낌과 함께 호흡기도가 맑아지고 면역력도 높아집니다.

5. 기분전환 하고 싶을 때 추천하는 아로마

우울하고 칙칙한 기분을 환기시키고 싶을 때는 만다린이나 베르가못 에센셜 오일의 도움을 받아보세요. 상큼하고 신선한 감귤 느낌의 만다린 오일은 축 처진 기분을 밝게 만들어주고, 베르가못은 플로럴한 향으로 우울함을 떨쳐내는 데 효과적입니다.

디퓨저에 오일을 떨어뜨려 방 안에 상쾌한 향을 풍기게 하고, 손목이나 가슴에 한 방울씩 발라 수시로 향을 맡으며 심호흡을 해보세요. 기분이 좋아지고 긍정적인 에너지가 생기는 것을 금세 느낄 수 있습니다.

아로마 스톤이나 티라이트 캔들에 오일을 떨어뜨려 은은한 향을 풍기게 하는 것도 도움이 됩니다. 마음이 차분해지고 긴장이 풀리면서 감정의 균형을 되찾을 수 있습니다.

우리의 일상에 자연스럽게 스며드는 아로마 테라피의 작은 실천들은 삶의 질을 높이고 마음의 안정을 가져다 줍니다. 나에게 맞는 에센셜 오일을 찾아 섬세하게 나만의 아로마 루틴을 만들어 보세요. 매일 조금씩 좋아하는 향을 공간에 풍기고, 호흡하고, 피부에 발라주는 릴랙싱 시간들이 모여 어느새 감성적이고 여유로운 라이프 스타일을 만들어 갈 것입니다.

아로마로 숨 쉬는 건강한 우리 집 만들기

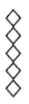

    은은한 아로마 향기가 집안 구석구석 퍼집니다. 마치 숲속에 들어온 듯한 상쾌함과 편안함이 느껴지죠. 바로 이것이 아로마 테라피가 우리 삶에 가져 다주는 놀라운 변화 중 하나입니다.

    침실부터 시작해 보겠습니다. 숙면은 건강한 삶의 기본 중 하나죠. 라벤더 오일 몇 방울을 베개에 떨어뜨려 보세요. 따뜻하고 포근한 느낌에 금세 깊은 잠에 빠져들 거예요. 스트레스와 긴장감이 날아가고 근육이 이완되는 걸 느 낄 수 있습니다.

    공부방이나 서재에는 집중력 향상에 도움 되는 에센셜 오일을 활용해 보 세요. 페퍼민트 오일의 시원한 향은 멘톨 성분으로 정신을 맑게 해줍니다. 레 몬 오일은 상큼한 향으로 두뇌를 자극해 학습 능률을 높이죠. 로즈마리는 기억력 향상에 효과적입니다.

    부엌에서는 음식 맛과 건강까지 챙길 수 있습니다. 레몬이나 오렌지 오일을 활용해 음식에 은은한 감귤 향을 더해보세요. 향신료 오일로 요리의 풍미를

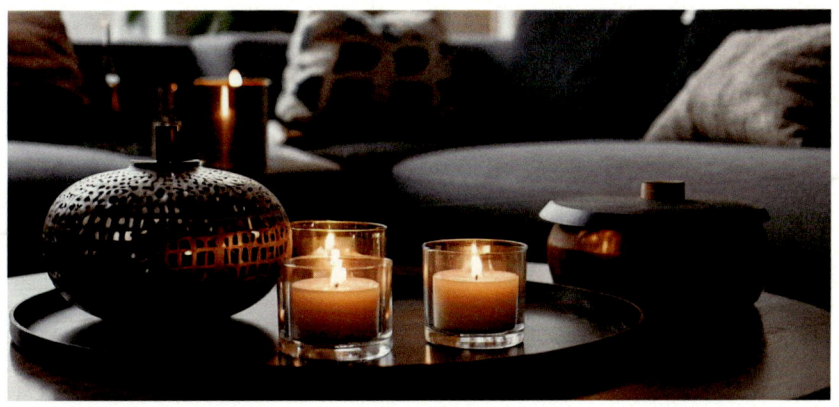

깊게 만들 수도 있죠. 주방 청소에는 티트리와 유칼립투스 오일이 제격입니다. 강력한 항균 효과로 청결함을 유지할 수 있어요.

거실에서는 디퓨저를 활용해 은은한 향을 공간에 퍼뜨려 보세요. 무거운 공기가 상쾌해지고 활력이 생길 거예요. 아로마 스프레이로 커튼이나 쿠션에 향을 더하는 것도 좋은 방법입니다. 아늑한 조명과 함께 아로마 캔들을 켜면 편안하고 따뜻한 분위기를 연출할 수 있습니다.

화장실에서는 몸과 마음의 휴식과 재충전이 이뤄집니다. 좋아하는 에센셜 오일을 물에 풀어 반신욕을 즐겨보세요. 온 몸의 긴장이 풀리고 피로가 씻겨 내려가는 기분 좋은 경험이 될 거예요. 바디 케어 제품에 에센셜 오일을 더하면 피부에 생기와 활력을 선사합니다.

아로마 오일을 활용한 편안한 수면, 상쾌한 기상, 건강한 식사, 기분 전환과 휴식까지. 이렇게 일상 곳곳에서 에센셜 오일을 적용하다 보면 어느새 몸과 마음이 건강해지고 있음을 느낄 수 있습니다.

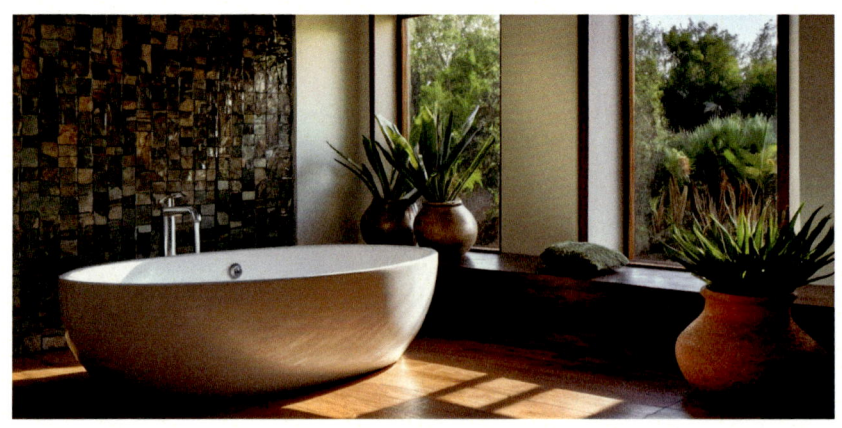

　지친 일상에서 벗어나 심신의 안정을 되찾고 싶나요? 스트레스로 인해 잠 못 드는 밤, 피로에 찌들어 무기력한 하루를 보내고 있나요? 그렇다면 아로마 테라피를 시작해 보세요. 작은 변화의 실천이 내 삶에, 그리고 우리 가족의 삶에 긍정적인 변화를 가져올 테니까요.

　에센셜 오일은 식물의 꽃, 잎, 줄기, 뿌리 등에서 추출한 천연 오일입니다. 식물의 생명력과 치유력이 오일에 그대로 담겨 있죠. 이 오일을 활용한 아로 마 테라피는 우리 몸의 자연 치유력을 높여줍니다. 면역력 향상, 스트레스와 피로 해소, 불면증과 우울감 개선, 집중력 강화 등 다양한 효과를 기대할 수 있어요.

　에센셜 오일은 우리 주변에서 흔히 볼 수 있는 식물에서 얻을 수 있습니다. 라벤더, 페퍼민트, 로즈마리, 티트리, 유칼립투스 등 익숙한 허브부터 레몬, 오렌지 같은 감귤류까지 다양한 식물들이 아로마 오일의 원료가 되죠. 이 오 일들은 각각의 고유한 향과 효능을 가지고 있어요.

에센셜 오일은 일상에서 다양한 방법으로 활용할 수 있습니다. 디퓨저나 가습기에 물과 함께 넣어 은은한 향을 퍼뜨릴 수 있고, 베개나 손수건에 묻혀 코 가까이에 두고 흡입할 수도 있죠. 마사지나 스킨케어, 입욕 등에 활용하면 피부에도 좋은 영향을 줍니다. 샤워 젤이나 로션에 오일을 첨가하는 것도 효과적이에요.

어떤 에센셜 오일이 나에게 잘 맞을까 고민되나요? 내 몸의 상태와 원하는 효과에 따라 오일을 선택하는 것이 중요합니다. 스트레스 해소와 숙면에는 라벤더와 오렌지 스위트가 도움 되고, 집중력 강화와 두뇌 활력에는 페퍼민트와 로즈마리가 제격이에요. 호흡기 건강 챙기고 싶다면 유칼립투스를, 피부 진정과 트러블 케어에는 티트리를 활용해 보세요.

품질 좋고 안전한 에센셜 오일 선택도 중요합니다. 오일이 식물에서 추출된 곳과 방식, 보관 상태 등을 확인하고 구매하는 것이 좋아요. 피부에 직접 바르기 전에는 반드시 캐리어 오일로 희석해야 하고, 패치 테스트로 알레르기 반응도 확인해야 합니다. 에센셜 오일이 피부에 직접 닿지 않도록 주의하고, 눈 주변이나 점막에는 사용을 피하는 게 좋아요.

임신 중이거나 어린 아이가 있다면 에센셜 오일 사용에 더욱 주의를 기울여야 해요. 임신 초기에는 아로마 테라피를 삼가는 것이 좋고, 아이들은 성인보다 농도를 낮춰 사용해야 합니다. 반려동물이 있는 집이라면 애완동물에게 해로운 성분이 있는지 미리 확인이 필요하죠.

아로마 오일은 우리 삶에 기분 좋은 변화를 가져다줍니다. 은은한 향기를 통해 마음의 안정을 되찾고, 에센셜 오일의 효능으로 건강도 챙길 수 있죠.

생활 속 작은 습관으로 아로마 테라피를 시작해 보세요.

아침에 일어나자마자 상쾌한 오일을 흡입하고, 출근 전 아로마 핸드크림을 발라 하루를 산뜻하게 시작해 보세요. 집중이 필요한 순간에는 페퍼민트 오일을 탁 털어 정신을 맑게 하고, 기분 전환이 필요할 땐 오렌지 오일로 향기 브레이크를 가져보는 거예요. 욕조에 따뜻한 물을 받아 좋아하는 오일을 풀어 둘 땐 온전히 나를 위한 휴식의 시간을 갖는 거죠. 취침 전엔 라벤더 베개 미스트를 뿌려 편안한 숙면을 청해보세요.

우리는 하루를 살아가며 크고 작은 스트레스에 시달리곤 합니다. 바쁜 일상에 치여 제대로 쉬지 못하고, 내 몸의 건강을 돌보지 못할 때도 있죠. 하지만 아로마 테라피는 우리에게 간단하지만 효과적인 휴식과 치유의 방법을 알려줍니다.

식물의 생명력이 고스란히 담긴 에센셜 오일의 향기를 통해 잠시 숨을 고르고, 마음의 평온을 되찾는 시간을 가져보세요. 내 취향에 맞는 에센셜 오일을 찾아 일상에 작은 아로마 습관을 더해보세요. 어느새 향기로운 일상이 다가올 거예요.

스트레스야 물럿거라, 아로마 테라피!

$$\diamond\diamond\diamond\diamond$$

스트레스와 일상의 긴장을 풀어주는 아로마 테라피의 매력에 빠져보세요. 자연의 선물인 에센셜 오일이 우리에게 선사할 놀라운 변화를 경험할 수 있습니다. 라벤더, 로즈, 샌달우드 등 다양한 오일이 고민 상황마다 적절히 우리의 감정을 위로하고 기분을 전환시켜 줍니다.

스트레스가 쌓여 숙면을 취하기 어려울 때, 오렌지 스위트 오일을 베개에 살짝만 떨어뜨려도 은은한 꽃향기가 편안한 잠자리로 인도합니다. 마음이 어수선하고 불안할 땐 따뜻하게 감싸 안아주는 듯한 일랑일랑의 달콤함이 위안을 건네죠. 집중이 안 되고 멍해질 때면 로즈마리 오일의 상쾌한 허브향이 정신을 번쩍 들게 만듭니다.

집안 곳곳 아로마 디퓨저를 놓아두면 그 자체로 힐링 공간이 됩니다. 거실에선 스트레스를 녹여주는 라벤더, 욕실엔 기분을 끌어올려주는 자몽, 침실에는 숙면을 돕는 카모마일 향을 띄워보세요. 매일 향기로운 아로마 샤워를 하고, 크림이나 로션에 에센셜 오일을 블렌딩해 마사지하는 것만으로도 피부는 물론 마음까지 편안해집니다.

에센셜 오일 고유의 치유 특성을 활용해 컨디션 관리에도 도움을 받을 수 있어요. 스트레스로 위가 쓰리고 소화가 안 될 때는 페퍼민트 오일을, 두통이 있을 땐 로즈마리나 유칼립투스 오일을 마사지하면 개운해집니다. 감기 기운에는 티트리 오일의 살균력과 유칼립투스의 통증 완화 효과를 믿어보세요. 호흡기 건강 관리에도 아로마 테라피가 제격입니다.

직접 오일을 블렌딩해 세상에 하나뿐인 맞춤 아로마 제품을 만드는 재미도 쏠쏠합니다. 피부가 건조하고 푸석할 땐 코코넛 오일에 라벤더와 샌달우드를 믹스한 페이스 오일을, 집중력이 필요할 땐 코코넛 오일에 로즈마리와 레몬을 더한 롤온을 만들어보세요. 디퓨저용 블렌딩 오일, 섬유 탈취제, 천연 클리너 등 활용도 무궁무진하답니다. 완성된 블렌딩 오일의 은은한 향기가 감도는 순간이 얼마나 행복한지 몰라요.

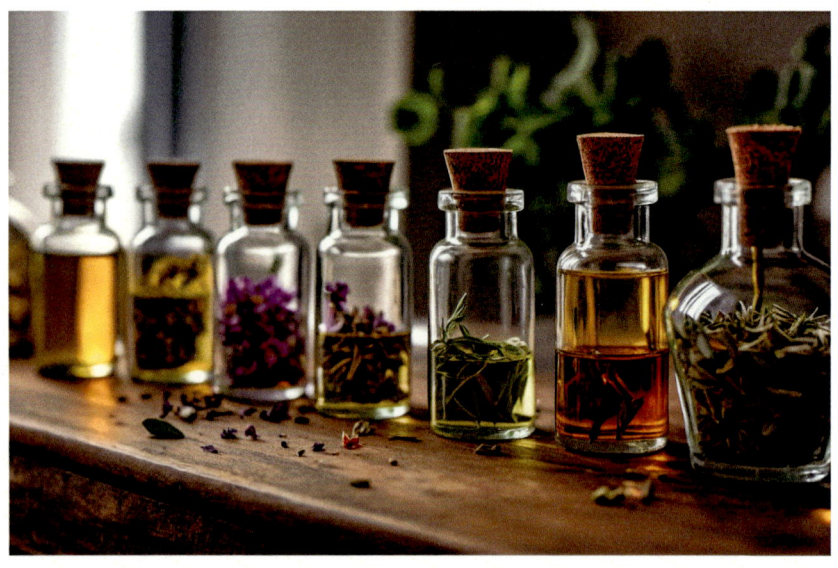

무엇보다 향기로 긴장을 풀고 마음을 다스리는 시간은 소중한 자기만의 힐링 의식이 됩니다. 라벤더 배스솔트로 반신욕을 하며 하루를 마무리하고, 굿나잇 블렌딩 오일을 발라 편안한 수면 시간을 가져보세요. 아침엔 상쾌한 오렌지향 디퓨징으로 숨을 깊게 들이쉬며 하루를 시작하고요. 불안하고 우울할 땐 로즈 오일의 감성적인 향기에 마음을 맡겨보세요. 에센셜 오일 한 방울이 전하는 자연의 메시지에 귀 기울이는 시간, 어떤가요?

아로마의 선택이 어렵게 느껴진다면 꼭 기억할 팁이 있어요. 항상 자신의 코가 가장 좋아하고 편안해하는 향을 찾는 게 우선입니다. 에센셜 오일은 기분 전환이 필요할 때 그때그때 감각적으로 선택해도 좋아요. 레몬, 오렌지 같은 상큼한 시트러스 오일은 기분을 끌어올리고 싶을 때, 따뜻하고 달콤한 일랑일랑이나 샌달우드는 위로가 필요할 때 찾게 되죠. 라벤더, 버가못은 늘 옆에 두고 싶은 충실한 무드 메이커랍니다.

하지만 아로마 테라피를 즐길 때는 에센셜 오일 선택과 사용에 주의가 필요해요. 피부에 직접 바르기엔 너무 고농축이라 자극이 될 수 있으니 반드시 캐리어 오일로 희석해서 사용해야 합니다. 눈이나 점막에 닿지 않게 조심하고, 임산부나 어린이에겐 전문가 상담 후에 사용하는 게 안전합니다. 또 오일마다 피부에 알레르기 반응을 일으킬 수 있는 만큼 패치 테스트는 필수예요.

아로마 시너지로 집중력과 기억력 높이기

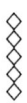

　에센셜 오일의 신선하고 은은한 향기가 코끝을 스치는 순간, 마음까지 평온해지는 걸 느끼신 적 있나요? 아로마 테라피는 천연 식물에서 추출한 에센셜 오일을 활용해 우리 몸과 마음의 건강을 되찾아주는 자연 치유법입니다. 요즘처럼 스트레스 가득한 현대 사회에서 아로마의 힘은 우리에게 더없이 소중한 선물이 되고 있죠.

　그중에서도 집중력 향상과 두뇌 활력에 도움을 주는 아로마 시너지 효과가 주목받고 있습니다. 에센셜 오일의 적절한 블렌딩은 마치 오케스트라의 하모니처럼 시너지를 일으켜 우리 두뇌를 자극하고 잠재력을 일깨워준답니다.

　로즈마리 에센셜 오일은 머리를 맑게 해주는 대표적인 오일이에요. 로즈마리 향을 맡으면 마치 지중해의 상쾌한 바람이 머릿속을 깨끗이 씻어내는 듯한 기분이 들죠. 정갈한 로즈마리 잎사귀처럼 우리의 사고도 깔끔하게 정리되는 느낌이랄까요?

페퍼민트 오일도 빼놓을 수 없습니다. 청량감 넘치는 페퍼민트의 향기는 한낮의 나른함을 단숨에 날려버리고 정신을 번쩍 들게 만들어요. 투명한 페퍼민트 사탕을 입에 물고 있는 것처럼 머리가 맑아지는 느낌, 상상만 해도 기분이 좋아지지 않나요?

스트레스로 인한 두통이 밀려올 때는 라벤더 오일의 부드러운 향기가 속 시원한 해결책이 되어줍니다. 마음을 평온하게 다스리는 라벤더의 힘은 긴장을 풀어주고 혈액순환을 촉진해 두통을 멀찍이 보내버리죠. 풍성한 라벤더 꽃밭에 누워있는 듯한 기분으로 편안한 휴식을 취해보세요.

집중력이 필요한 공부나 업무 시간에는 자몽 오일을 활용해 보세요. 상큼달콤한 자몽 향은 기분을 밝게 만들어주고 활력을 북돋아 준답니다. 눈앞에 펼쳐진 과제들이 자몽 열매처럼 통통 튀는 아이디어로 가득 채워질 거예요.

장기 기억력 향상에는 세이지 오일이 일등공신이라는 사실, 알고 계셨나

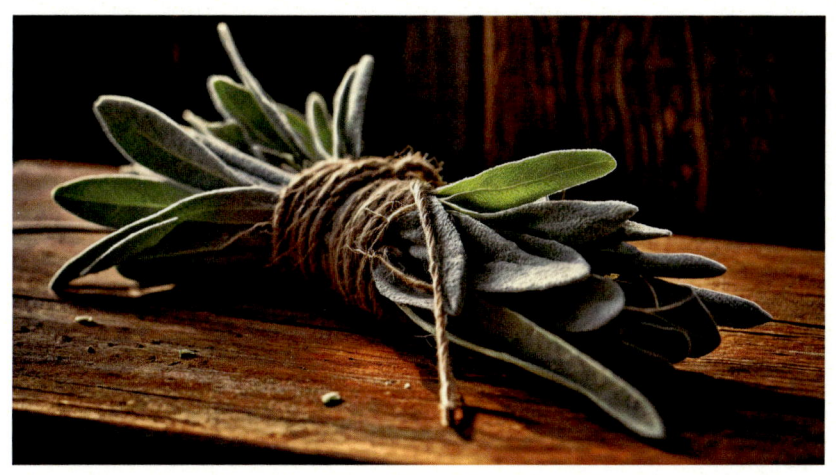

요? 세이지 오일의 신비롭고 깊이 있는 향은 우리 뇌의 잠재력을 일깨워 기억력 향상에 도움을 줍니다. 고대 그리스에서도 지혜를 상징하는 허브로 여겨졌던 만큼, 세이지 오일과 함께라면 당신도 슬기로운 현자가 될 수 있을 거예요.

물론 아로마 테라피가 만병통치약은 아닙니다. 에센셜 오일도 농축된 식물 성분인 만큼 사용법을 잘 지켜야 해요. 피부에 직접 바르기보다는 디퓨저를 활용하거나 티슈에 묻혀서 사용하는 것이 안전하답니다. 또 어떤 오일은 고양이 등 반려동물에게 좋지 않을 수 있으니 주의가 필요해요.

임산부나 어린 아이에게는 아로마 테라피를 삼가는 것이 좋겠죠. 아직 민감한 시기에는 자극이 될 수 있거든요. 가족 모두의 건강을 위해 아로마 테라피 시 주의사항을 꼭 체크해주세요. 에센셜 오일을 사용하기 전에는 반드시 패치 테스트를 해보는 것도 잊지 마시고요.

이제 여러분만의 아로마 셀프케어 루틴을 만들어볼 시간이에요. 매일 아침 로즈마리 오일로 상쾌하게 하루를 시작해보세요. 업무 중 페퍼민트 오일을 풍기는 아로마 스틱으로 기분 전환 해보세요. 저녁에는 라벤더 오일 배스로 편안한 휴식을 취하고, 잠들기 전엔 세이지 오일을 베개에 뿌려 숙면을 취해보세요.

계절별로 우리 몸에 필요한 아로마 테라피도 달라질 수 있어요. 봄엔 생기를 되찾아주는 자몽, 여름엔 시원한 페퍼민트, 가을엔 차분한 라벤더, 겨울엔 따뜻한 느낌의 오렌지 스위트 오일 등을 사용해보세요. 계절의 변화에 맞춰 아로마 테라피를 활용하다 보면 우리 일상이 더욱 윤택해질 거예요.

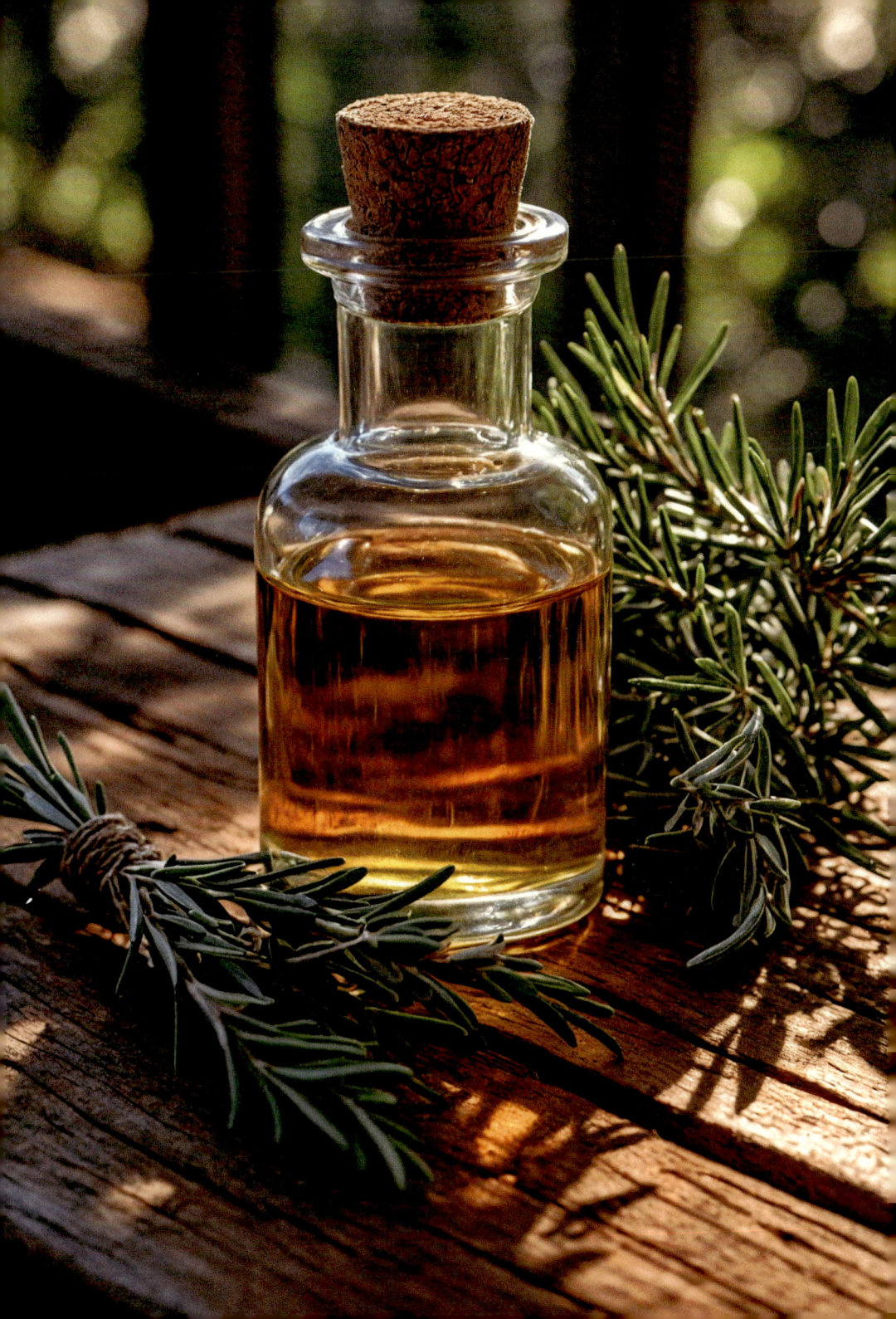

달콤한 꿀잠 부르는 아로마 레시피

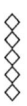

달콤한 꿈을 부르는 아로마 레시피, 숙면을 위한 에센셜 오일의 마법

잠들기 전, 은은한 라벤더 향에 취해보세요. 포근한 보랏빛 꽃밭에 누워 깊은 안식에 빠져드는 듯한 기분, 상상만 해도 근심과 긴장이 녹아내리는 느낌입니다. 숙면을 부르는 라벤더의 진정 효과는 이미 많은 연구를 통해 입증되었죠. 편안한 수면 환경을 조성하는 라벤더 오일의 힘, 직접 경험해 보세요.

따뜻한 물에 라벤더 오일을 섞어 목욕을 즐기는 것도 좋은 방법입니다. 온몸의 긴장이 풀리고 마음이 평온해지는 시간, 꿈결 같은 휴식이 당신을 기다리고 있을 거예요. 매일 밤 라벤더 아로마와 함께 깊은 잠에 빠져보세요. 불면의 밤도 두렵지 않아요. 상쾌한 아침을 맞이하는 기쁨을 선물 받을 수 있으니까요.

카모마일 오일의 달콤한 위로도 빼놓을 수 없죠. 은은한 카모마일 향에 둘러싸여 있노라면 온몸에 힘이 풀리고 근육의 긴장감이 사르르 녹아내립니다. 따뜻한 카모마일 차를 마신 듯, 포근한 안정감에 휩싸이게 되죠. 잠들기 전 디퓨저에 카모마일 오일을 떨어뜨려 보세요. 꽃밭에 누운 듯 평화로운 휴식을 취할 수 있답니다.

카모마일의 진정 효과는 스트레스와 불안감을 가라앉히는 데 도움을 줍니다. 편안한 수면 환경을 만들어 깊고 안락한 잠자리로 이끌어 주죠. 밤마다 카모마일 아로마의 포근한 품에 안겨보세요. 달콤한 꿈과 상쾌한 기상이 찾아올 거예요. 내일의 활력을 위한 최고의 선택, 바로 카모마일 오일입니다.

이국적인 플로럴 향의 일랑일랑 오일도 숙면을 돕는 천연 수면제와 같아요. 달콤한 꽃향기는 마음을 편안하게 만들어 주고, 꿈의 세계로 가는 길목이 되어 줍니다. 스트레스와 긴장감이 일랑일랑의 부드러운 향기에 녹아내리죠. 베개에 두어 방울 떨어뜨리거나 손목에 살짝 발라보세요. 포근한 기운이 온몸에 퍼지며 깊은 안식으로 초대할 거예요.

일랑일랑의 안정적인 효과는 불면증 개선에도 도움을 줍니다. 편안하고 깊은 잠자리로 이끌어 숙면을 취하게 해 주죠. 아침에 개운하고 상쾌하게 눈뜨는 행복, 일랑일랑 아로마와 함께 느껴보시길 바랍니다. 향기로운 꽃밭에서의 달콤한 휴식, 오늘 밤 일랑일랑의 손길에 맡겨 보세요.

아로마 오일로 명상을 하며 깊은 휴식을 취하는 것도 추천할 만합니다. 편안한 자세로 누워 코를 통해 깊게 오일의 향을 들이마셔 보세요. 천천히 심호흡을 하며 긴장을 내려놓고 마음의 평화를 되찾아 보는 거죠. 아로마 명상은 깊은 이완을 통해 숙면을 부르는 최상의 방법입니다. 매일 밤 명상 시간을 갖는 습관을 들여보세요.

규칙적인 수면 리듬을 만드는 것도 숙면의 핵심입니다. 매일 정해진 시간에 잠자리에 드는 루틴을 만들어 보세요. 은은한 아로마 오일의 향기와 함께 책을 읽으며 마음을 차분히 가라앉히는 것도 좋은 방법이죠. 좋아하는 오일을 골라 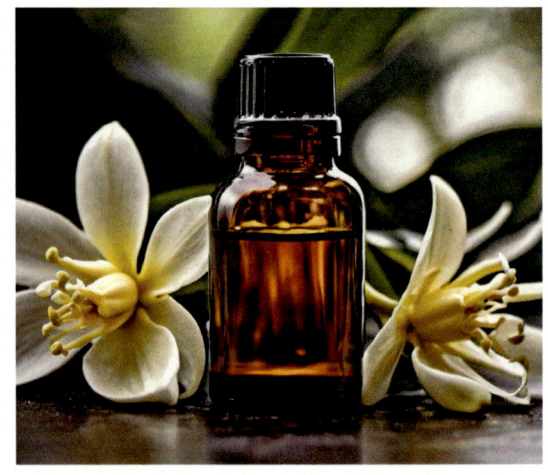 디퓨저에 떨어뜨리고, 편안한 분위기에서 책에 빠져들어 보세요. 어느새 깊은 잠의 세계로 빠져들 수 있을 거예요.

숙면을 위한 아로마 테라피, 이제 여러분의 일상에 작은 변화를 불러일으켜 보세요. 에센셜 오일이 선사하는 편안하고 기분 좋은 향기에 취해, 깊고 충만한 휴식을 취할 수 있습니다. 좋아하는 에센셜 오일을 곁에 두고 규칙적인 수면 습관을 들이다 보면, 어느새 달콤한 꿈의 세계로 빠져들 수 있을 거예요.

감기 물럿거라! 아로마 건강 지키미

◇
◇
◇
◇

감기야 물럿거라! 아로마 컴패니언과 함께 면역력을 높여보세요. 에센셜 오일의 항바이러스, 항균 효과로 감기 증상을 완화하고 건강한 겨울을 보낼 수 있습니다.

유칼립투스 에센셜 오일의 상쾌하고 시원한 향기는 코막힘을 해소하고 호흡기관을 열어주어 숨쉬기 편해집니다. 페퍼민트 오일은 멘톨 성분이 함유되어 있어 코막힘과 두통 완화에 탁월한 효과를 발휘하죠. 가슴과 목에 페퍼민트 오일을 희석해 바르면 시원한 느낌과 함께 편안한 휴식을 취할 수 있습니다.

티트리 오일은 강력한 항균 작용으로 면역력 증진에 도움을 줍니다. 공기 중에 분사하면 주변 환경을 정화하고 세균 번식을 막아 감기 예방에도 효과적이에요. 집안 곳곳에 활용할 수 있는 천연 살균제를 만들어 보는 것도 좋겠네요.

라벤더, 프랑킨센스, 레몬 오일을 블렌딩하면 지친 신경을 편안히 해주고

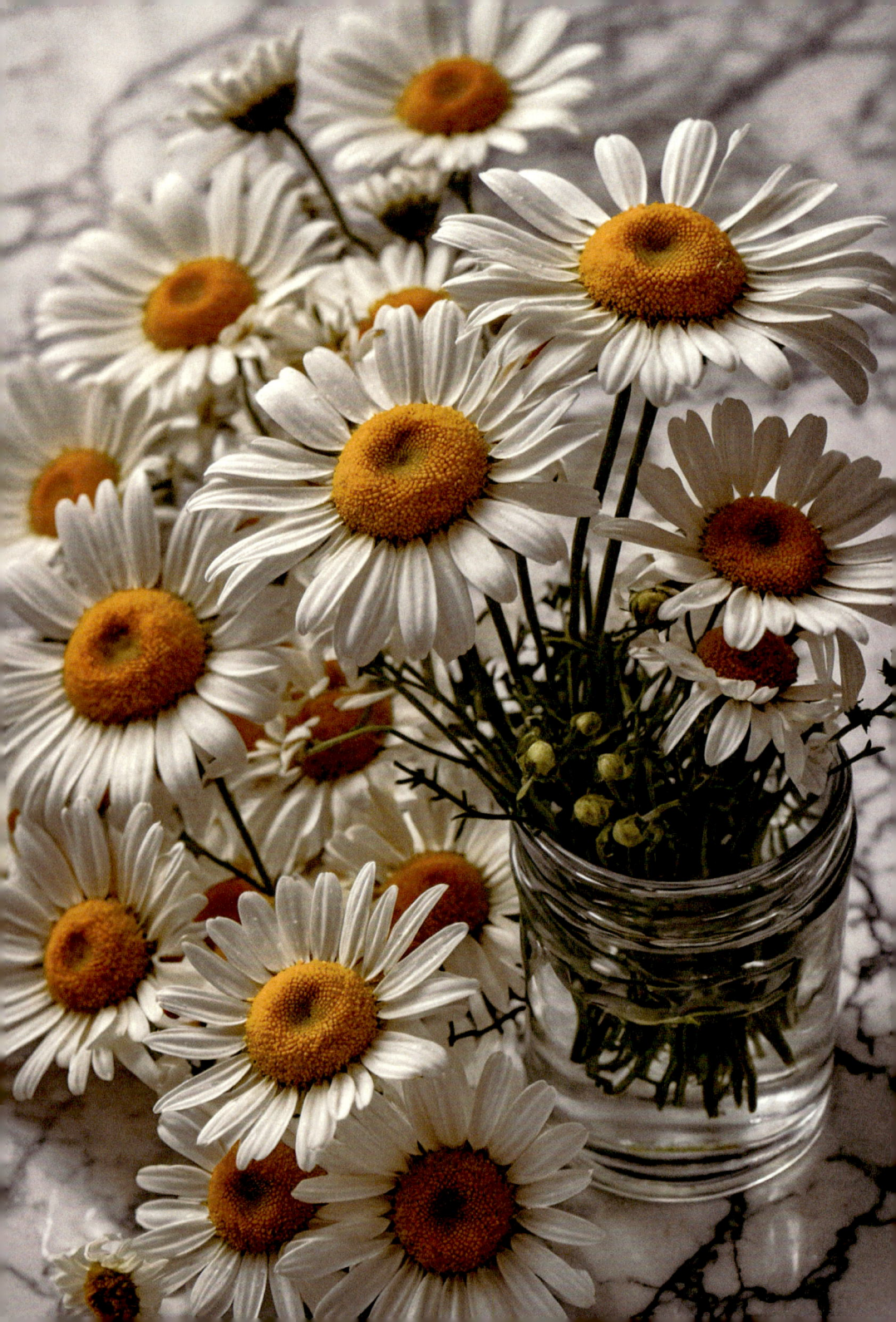

숙면을 돕는 향이 탄생합니다. 로즈마리, 진저, 오렌지 오일은 활력을 북돋워 주어 감기로 인해 누적된 피로를 해소하는 데 제격이죠.

물론 사용 시 주의사항도 알아두어야 합니다. 피부에 바르기 전엔 반드시 캐리어 오일로 희석해야 하며, 특히 호흡기에 직접 사용할 때는 더욱 신중해야 해요. 기존에 앓고 있는 질환이 있거나 임신, 수유 중이라면 전문가와 상담 후에 사용하는 것이 안전합니다.

이처럼 에센셜 오일은 감기로부터 우리 몸을 지켜주는 자연의 선물과도 같아요. 올 겨울, 아로마 테라피와 함께라면 건강하고 활기찬 일상을 되찾을 수 있을 거예요. 감기야 물럿거라, 아로마 파워로 면역력 높이고 활력 챙기세요!

다음은 간단하게 활용할 수 있는 감기 케어 아로마 레시피들을 알아보겠습니다.

1. 코막힘 개선 흡입법
   - 유칼립투스 에센셜 오일 10방울
   - 페퍼민트 에센셜 오일 5방울
   - 티트리 에센셜 오일 5방울
   - 휴대용 흡입기 or 빈 병

에센셜 오일을 휴대용 흡입기나 빈 병에 떨어뜨리고 코를 가까이 대고 깊게 들이마십니다. 상쾌한 향으로 숨쉬기가 한결 수월해질 거예요.

2. 편안한 가슴 마사지 오일
   - 코코넛오일 2큰술
   - 유칼립투스 에센셜 오일 5방울
   - 페퍼민트 에센셜 오일 5방울
   - 라벤더 에센셜 오일 3방울

코코넛오일에 에센셜 오일을 섞어 잘 저어주세요. 가슴과 목에 부드럽게 마사지하면 숨쉬기가 편해지고, 편안한 안정감을 얻을 수 있습니다.

3. 면역력 증진 디퓨저 블렌딩
   - 티트리 에센셜 오일 3방울
   - 레몬 에센셜 오일 3방울
   - 오레가노 에센셜 오일 2방울
   - 프랑킨센스 에센셜 오일 2방울

디퓨저에 물을 채우고 에센셜 오일을 떨어뜨려 잘 섞어주세요. 30분에서 1시간 정도 분사하면 공기가 정화되고 우리 몸의 면역력도 높아집니다.

4. 숙면 유도 배스솔트
   - 에픔솔트 1컵
   - 라벤더 에센셜 오일 5방울
   - 프랑킨센스 에센셜 오일 5방울
   - 티트리 에센셜 오일 3방울

에픔솔트와 에센셜 오일을 함께 섞은 후 따뜻한 물에 녹여주세요. 20-30

분간 반신욕을 하면 온몸의 피로가 녹아내리고, 편안한 숙면에 도달할 수 있어요.

이 밖에도 다양한 에센셜 오일과 블렌딩 레시피로 감기 증상을 해소하고 면역력을 높일 수 있습니다. 나에게 잘 맞는 향과 사용 방법을 찾아 규칙적으로 활용한다면 건강한 겨울을 보낼 수 있을 거예요.

에센셜 오일을 활용한 감기 예방법도 간단히 알아볼까요?

우선 자주 사용하는 물품을 에센셜 오일로 살균, 소독해 보세요. 티트리, 라벤더, 레몬 오일을 물과 코코넛 오일에 섞어 스프레이 병에 담으면 휴대용 손 세정제가 됩니다. 물티슈나 마스크에 뿌려 사용해도 좋아요.

책상, 키보드, 리모컨 등 자주 만지는 물건도 에센셜 오일 스프레이로 닦아주면 세균 번식을 막을 수 있어요. 물 1컵, 식용 에탄올 반 컵, 레몬 오일 10방울, 티트리 오일 10방울을 섞어 분무하면 효과적이죠.

면역력 증진 디퓨징도 잊지 마세요. 앞서 소개한 블렌딩 오일로 하루 20-30분씩 규칙적으로 디퓨징하면 면역력이 강화되고 숙면에도 도움되니까요. 생활 공간을 더욱 쾌적하고 건강하게 만들어줍니다.

가족이 사용하는 베개나 담요, 커튼에도 은은한 향이 배도록 디퓨징해 보세요. 신선하고 향기로운 침구는 숙면의 질을 높이고 우리 몸의 면역력도 높여줍니다. 감기에 걸린 가족과 함께 쓰는 세탁물도 티트리, 유칼립투스 오일을 섞어 세탁하면 살균 효과가 배가 되죠.

이렇게 에센셜 오일로 건강한 생활 습관을 만들어 가다 보면 어느새 감기 걱정 없는 겨울을 보낼 수 있을 거예요. 감기의 불청객도 아로마 컴패니언과 함께라면 물리칠 수 있습니다. 상쾌하고 깨끗한 공기, 편안한 숙면, 건강한 면역력으로 감기도 예방하고 증상도 가볍게 이겨내세요.

물론 아로마 테라피는 감기에 대한 보조 요법일 뿐, 만능은 아닙니다. 균형 잡힌 식단과 적당한 운동, 충분한 휴식 등 건강 관리의 기본을 지키는 것이 우선이에요. 그래도 에센셜 오일이 주는 자연의 힘으로 더욱 든든한 버팀목을 얻을 수 있죠.

오늘은 감기로부터 우리 가족의 건강을 지켜줄 수 있는 홈 아로마 테라피에 대해 배워 보았습니다. 에센셜 오일의 항바이러스, 항균 효과를 일상에 녹여내는 여러 가지 방법들, 기억나시나요? 마음에 드는 오일과 블렌딩 레시피를 찾아 매일 조금씩 실천해 보세요.

아로마 키친, 식탁 위 작은 행복

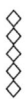

향긋한 허브 정원을 거니는 듯한 기분, 이제 부엌에서도 느낄 수 있습니다. 에센셜 오일을 요리와 베이킹에 활용하면 음식의 풍미는 물론 건강까지 챙길 수 있기 때문이죠. 오늘부터 식탁 위 작은 행복을 선사할 아로마 키친으로 여러분을 초대합니다.

에센셜 오일 한 방울이 음식의 맛을 한 단계 업그레이드합니다. 바질 에센셜 오일을 떨어뜨린 토마토 파스타는 고급 이탈리안 레스토랑에서 맛볼 법한 풍미를 자랑합니다. 레몬 에센셜 오일을 가미하면 평범한 생선구이가 산뜻한 레몬버터 향을 품은 별미 요리로 변신하죠. 로즈마리 에센셜 오일로 양념한 양갈비 구이는 프로방스의 정취를 그대로 담아내 식욕을 자극합니다.

디저트도 에센셜 오일로 격이 달라집니다. 라벤더 에센셜 오일을 넣은 쿠키에선 은은한 꽃향기가 퍼져나옵니다. 오렌지 에센셜 오일을 더한 초콜릿 케이크는 상큼함이 어우러진 달콤한 풍미로 감탄을 자아냅니다. 페퍼민트 에센셜 오일이 들어간 수제 아이스크림은 산뜻한 박하향이 입안 가득 맴도는 청량감을 선사합니다.

음료에도 에센셜 오일의 매력을 더해보세요. 레몬그라스 에센셜 오일 한 방울이면 홍차가 이국적인 허브티로 재탄생합니다. 자몽 에센셜 오일을 탄산수에 떨어뜨려 건강한 에이드를 만들 수 있죠. 진저 에센셜 오일로 싱글 몰트 위스키의 떫은 맛을 중화시키면 부드러운 칵테일도 즐길 수 있습니다.

에센셜 오일은 맛은 물론 우리 몸에도 이로운 효과를 줍니다. 오레가노, 타임 등은 강력한 항균 작용으로 식중독을 예방합니다. 크랜베리, 생강 에센셜 오일은 소화를 촉진해 속을 편안하게 만들어 주죠. 시나몬 바크, 넛맥 에센셜 오일은 혈당 조절에 탁월해 당뇨 관리에 도움이 됩니다.

단, 에센셜 오일 사용 시 주의사항도 필수입니다. 소량 사용이 기본 원칙이며, 과다 사용 시 부작용의 우려가 있습니다. 임산부나 어린이의 경우 더욱 주의가 필요하죠. 특정 성분에 알레르기 반응이 있다면 전문가와 상담 후 사용하는 것이 바람직합니다.

식품	향신료/에센셜 오일
토마토, 파스타	바질, 오레가노, 타임 에센셜 오일
생선	레몬, 라임 에센셜 오일
양고기, 소고기	로즈마리, 타임 에센셜 오일
쿠키, 케이크	라벤더, 오렌지, 레몬 에센셜 오일
아이스크림	페퍼민트, 바닐라 에센셜 오일
홍차	레몬그라스, 얼그레이 에센셜 오일
칵테일, 탄산수	자몽, 레몬, 라임, 진저 에센셜 오일

집에서 직접 아로마 키친에 도전해보세요. 좋아하는 에센셜 오일로 나만의 시그니처 메뉴를 만들다 보면 어느새 식탁이 건강과 행복으로 가득 찰 것입니다. 에센셜 오일의 은은한 향을 음미하며 소중한 사람들과 정성스레 만든 음식을 나누는 시간은 삶의 소소한 기쁨을 선물하죠.

가족의 건강까지 살펴주는 향긋한 식사, 에센셜 오일로 무장한 아로마 키친에서 시작해보세요. 음식에 에센셜 오일 한 방울을 더하는 순간, 주방은 편안함이 가득한 아로마 테라피 공간으로 변합니다. 식재료가 지닌 천연 향기와 오일의 은은한 향이 조화를 이루며 식욕을 자극하고 몸에 활력을 불어넣습니다.

건강한 재료, 정성스런 손길, 거기에 에센셜 오일의 놀라운 효과까지 더해진 음식들. 이런 힐링 푸드는 우리 몸의 면역력을 높이고 컨디션을 가꾸는데 도움을 줍니다. 에센셜 오일로 만든 건강식을 즐기다 보면 자연스럽게 마음의 평온도 되찾을 수 있죠.

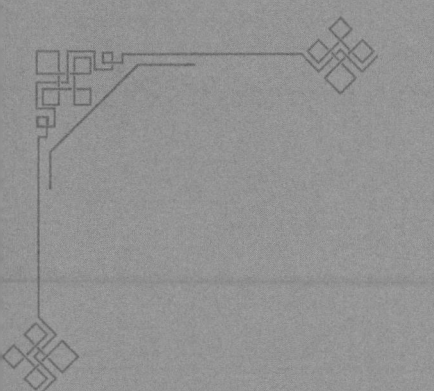
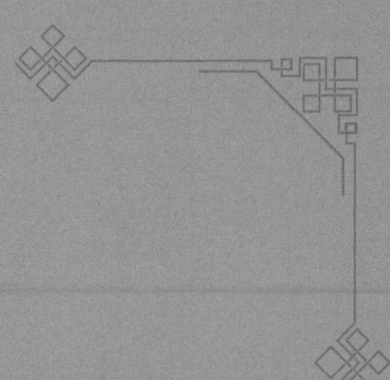

PART 5

사계절
아로마 셀프테라피

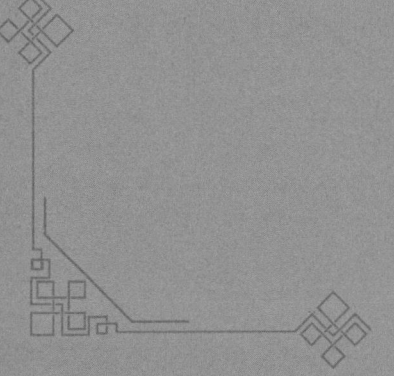
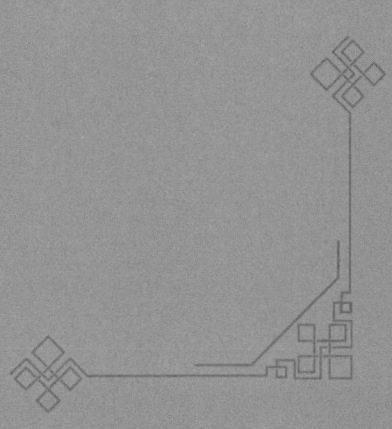

봄 알레르기와 불면을 날려버릴 아로마 케어

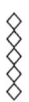

봄바람에 흩날리는 꽃가루와 함께 찾아오는 불청객, 바로 알레르기와 불면증입니다. 환절기 건강을 위협하는 이 두 가지 고민, 아로마 테라피로 향기롭게 해결해보세요. 자연이 선사한 에센셜 오일의 힘을 빌려 봄날의 건강을 지켜내는 아로마 솔루션을 소개합니다.

봄 알레르기로 고생하신다면 시트러스 에센셜 오일이 좋은 선택이 될 거예요. 레몬, 자몽, 오렌지 스위트 에센셜 오일은 항히스타민 성분이 있어 알레르기 증상 완화에 도움을 줍니다. 디퓨저에 물을 채우고 레몬 오일 3방울, 라벤더 오일 3방울을 떨어뜨려 은은한 향을 맡아보세요. 상쾌한 레몬과 편안한 라벤더의 조합이 코 막힘과 재채기를 완화시켜 줄 거예요.

또한 유칼립투스 에센셜 오일은 호흡기 건강에 특히 도움이 됩니다. 코나 목이 따가울 때 뜨거운 물에 유칼립투스 오일을 2~3방울 떨어뜨리고 수건으로 머리를 감싼 채 5분 정도 흡입해보세요. 나뭇잎 향이 코와 기관지를 맑게 해주고 숨 쉬기 편해질 거예요. 목에 아로마 롤온을 바르는 것도 좋습니다.

환절기 불면증으로 밤잠을 설치신다면 숙면에 도움 주는 에센셜 오일을 활용해 보세요. 라벤더는 릴랙싱 효과로 유명한 오일입니다. 베개에 라벤더 오일을 몇 방울 떨어뜨리고 자면 꿀잠을 기대해도 좋아요. 화사하고 달콤한 꽃향기에 절로 마음이 평화로워지고 감싸 안은 듯 포근해질 거예요. 베개 미스트를 직접 만들어 보는 것도 추천합니다.

수면의 질을 높이는 데는 일랑일랑 에센셜 오일도 빼놓을 수 없죠. 이국적이면서도 달콤한 꽃향기가 스트레스와 긴장을 녹여주고 깊은 휴식으로 이끕니다. 목욕할 때 물에 일랑일랑 오일을 몇 방울 떨어뜨려 반신욕을 즐겨보세요. 온몸의 긴장이 풀리고 평온해지는 걸 느낄 수 있을 거예요.

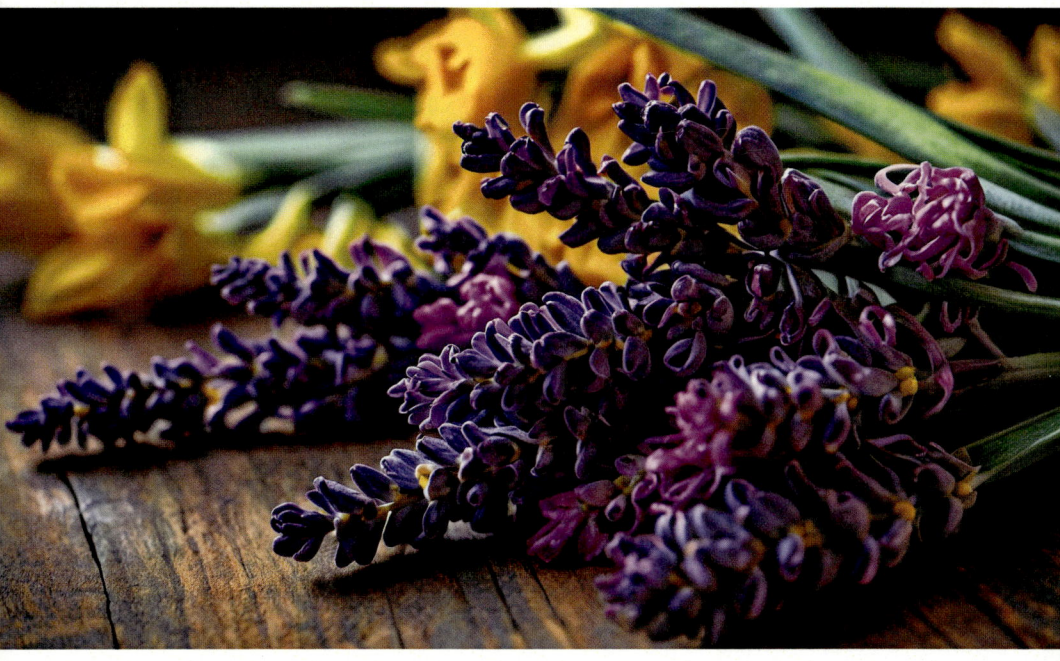

봄 알레르기와 불면 케어에는 프랑킨센스 에센셜 오일도 효과적입니다. 스트레스와 불안을 해소하고 심신 안정에 도움을 주죠. 손바닥에 프랑킨센스 오일을 한 방울 떨어뜨리고 코 밑에 갖다 대 4초 동안 깊게 들이마셨다가 5초 동안 내쉬기를 4회 반복해보세요. 맑은 정신을 되찾는 데 도움이 될 거예요.

계절 변화에 예민한 피부 진정에는 블루 캐모마일과 티트리 에센셜 오일이 제격입니다. 피부 트러블로 고민이시라면 코코넛 오일에 티트리 오일 1방울을 섞어 얼굴에 바르면 좋아요. 피부 진정과 재생에 도움을 주면서 피부 장벽도 튼튼하게 만들어줍니다.

집 안에서 건조함이 느껴진다면 디퓨저나 가습기에 물 200ml당 에센셜 오일 3~5방울을 섞어 공기 중에 분사해보세요. 로즈우드, 시더우드 같은 우디 계열 오일은 건조한 피부에도 특효랍니다. 아로마 미스트를 만들어 수시로 얼굴과 팔다리에 뿌려주면 보습 효과를 누릴 수 있어요.

알레르기 피부에는 캐리어 오일과 에센셜 오일의 희석이 중요합니다. 캐리어 오일 10ml당 에센셜 오일 2방울 정도로 농도 1% 이하 희석액을 만드는 게 안전해요. 패치 테스트도 꼭 하시고요. 알레르기 반응이 의심되면 사용을 중단하고 피부과 전문의와 상담하는 게 좋습니다.

여름을 시원하게, 아로마 쿨링 & 리프레싱!

여름 더위에 몸과 마음이 지쳐가지만, 상쾌한 향기를 머금은 에센셜 오일이 우리 곁에 있습니다. 아로마 테라피의 힘을 빌리면 무더위에도 생기와 활력을 되찾을 수 있어요. 시원한 느낌을 선사하는 에센셜 오일로 피부를 쿨링하고, 상쾌한 향기로 에너지를 충전하는 여름철 아로마 솔루션을 소개합니다.

땀으로 끈적이고 달아오르는 피부, 페퍼민트 오일의 청량한 쿨링감이 필요한 순간이에요. 페퍼민트 오일은 피부에 즉각적인 시원함을 전해주어 열오른 피부를 가라앉히고 땀으로 인한 불쾌감을 해소해줍니다. 여기에 더해 티트리, 유칼립투스 오일을 함께 사용하면 피지 분비 조절과 모공 수렴에도 도움이 됩니다. 이 오일들의 상쾌한 향기는 마치 숲속에서 맡는 신선한 공기 같아 더위로 무기력해진 기분까지 시원하게 만들어줍니다.

뜨거운 햇볕에 자욱해진 피부톤은 달콤한 플로럴 오일로 화사함을 되찾아보세요. 라벤더와 로즈 오일은 자극받은 피부를 진정시키고 속부터 차오르는 수분감으로 피부에 생기를 불어넣어 줍니다. 피부 쿨링과 수분 공급을

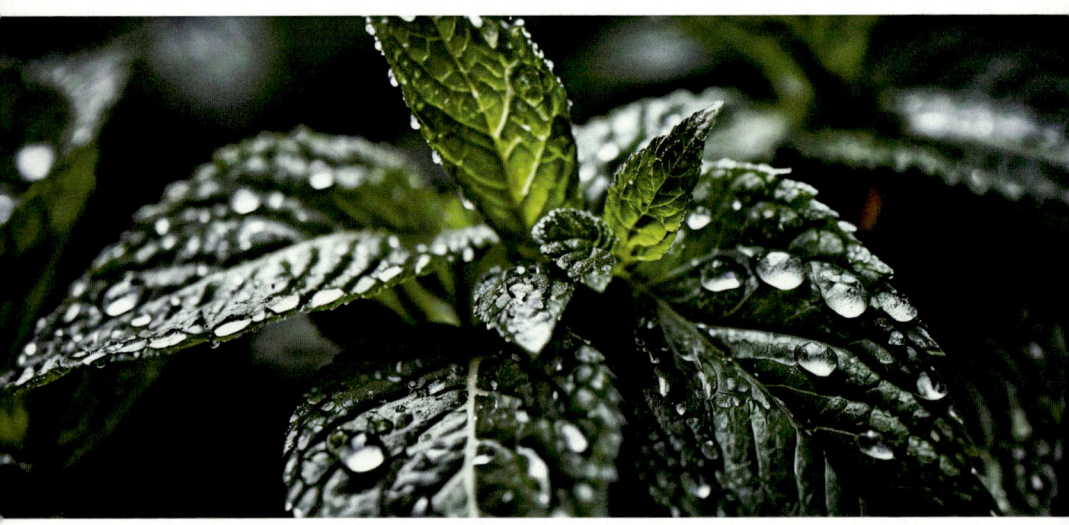

한 번에 해결하고 싶다면 이 오일들로 만든 미스트를 수시로 뿌려주는 것도 좋은 방법이에요. 장밋빛 향기에 둘러싸여 기분 좋은 쿨링을 경험할 수 있습니다.

무더위에 기력이 떨어지고 의욕이 사라진다면 상큼 발랄한 시트러스 오일의 도움을 받아보세요. 레몬, 오렌지, 자몽 에센셜 오일의 새콤달콤한 향기는 한 줄기 시원한 햇살처럼 우리에게 밝은 에너지를 선사합니다. diffuser에 오일을 떨어뜨리고 은은하게 퍼지는 향을 맡고 있으면, 무기력함이 싹 가시고 상쾌한 기분이 드는 걸 느낄 수 있어요.

더위에 사무치는 한낮, 뜨거운 열기로부터 잠시 탈출할 수 있는 방법이 있습니다. 페퍼민트, 유칼립투스 오일을 물에 섞어 냉냉한 아로마 족욕을 즐겨보세요. 시원한 물에 담긴 발끝으로부터 온몸에 청량감이 퍼져나갑니다. 마치 숲 속 시냇가에서 멱 감는 듯한 개운한 느낌이 드는 것 같아요. 이렇게 아로마 족욕으로 더위를 식히고 나면 온몸에 상쾌함이 가득해집니다.

밤에는 어떨까요? 찌는 듯한 열대야 때문에 잠을 설치는 날이면 라벤더 오일의 도움을 받아보세요. 침구에 라벤더 오일을 뿌리고 숨을 깊게 내쉬어 보세요. 코끝을 스치는 라벤더의 은은한 플로럴 향기가 편안하게 감싸 안아주는 걸 느낄 수 있습니다. 숙면을 부르는 라벤더 오일의 놀라운 릴랙싱 효과 덕분에 더위에도 달콤한 꿈나라로 곧장 빠져들 수 있어요.

여름날 무더위에 에너지가 빠져나가 버렸다고요? 로즈마리와 페퍼민트 오일을 목덜미와 관자놀이에 살짝 발라보세요. 피부를 통해 전해지는 청량한 오일의 기운이 온몸에 활력을 불어넣어 줍니다. 정신이 번쩍 들 정도로 상쾌해지는 놀라운 경험을 할 수 있어요. 무더위에 나른해진 오후, 아로마 향기와 함께 잠깐의 깊은 휴식을 취해보세요.

뜨겁게 내리쬐는 햇볕을 피해 실내에만 있어도 냉방병이 찾아옵니다. 차갑게 트인 에어컨 바람에 근육이 결리고 피부는 건조해지죠. 이럴 때는 아로마 마사지가 제격입니다. 달콤한 아로마 오일을 피부에 쓸어주면 촉촉한 보습은 물론 긴장된 근육을 풀어주는 이중 효과를 누릴 수 있어요. 아로마 마사지 후 따뜻한 샤워를 즐기면 냉방병과는 완전히 작별 인사할 수 있습니다.

지금까지 무더운 여름 아로마 테라피 활용법을 살펴보았는데요. 에센셜 오일 하나만으로도 여름 더위에 지친 우리 몸과 마음에 시원한 위로와 깊은 휴식을 선물할 수 있습니다. 상쾌하게 눈을 뜨고 싶은 아침에는 페퍼민트, 자몽 오일을, 열대야로 잠 못 드는 밤에는 라벤더 오일을 곁에 두세요. 한낮의 나른함은 로즈마리 오일로 날려버리고, 땀으로 끈적이는 피부는 티트리 오일로 진정시켜 보세요.

아로마로 가을 감기 예방과 건조함 케어

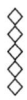

　가을의 건조하고 쌀쌀한 공기에는 감기와 피부 건조의 위협이 도사리고 있습니다. 아로마의 자연 치유력으로 이러한 가을철 건강 위협요소들을 케어해 보는 것은 어떨까요? 에센셜 오일의 놀라운 힘으로 우리 몸의 면역력을 높이고, 건조해진 피부에는 깊은 보습을 선사할 수 있답니다.

　에센셜 오일 중에서도 특히 유칼립투스와 페퍼민트는 우리 호흡기를 보호하는 수호천사 같은 존재입니다. 통증 완화와 진정 효과로 유명한 유칼립투스 오일은 코막힘을 해소하고 숨쉬기를 한결 편하게 해 줍니다. 페퍼민트 오일의 상쾌한 민트 향기는 목 건강에 도움을 주죠. 건조한 계절에 두 오일을 블렌딩해 흡입하면 편안한 호흡을 되찾을 수 있습니다.

　감기로 인해 떨어진 면역력을 높이고 싶다면 티트리 에센셜 오일이 제격입니다. 티트리는 강력한 항균 작용으로 감기 바이러스로부터 우리 몸을 보호하는 방패 역할을 합니다. 귀염둥이 병아리를 연상케 하는 신선한 레몬과 스위트 오렌지 오일의 상큼한 시트러스 향은 우울한 기분까지 밝혀 주는 효과가 있습니다.

건조해진 피부와 마음을 감싸주는 향기로는 따뜻한 느낌의 우디 & 스파이시 오일들이 안성맞춤이에요. 신비롭고 묵직한 분위기의 프랑킨센스는 깊은 명상으로 초대하는 듯한 매력으로 차분한 안정감을 줍니다. 우아하고 고혹적인 느낌의 일랑일랑 오일은 피부에 부드러운 보습막을 형성해 수분 증발을 막아 줍니다. 포근하고 감미로운 바닐라 오일은 마치 달콤한 허그를 건네는 듯 편안한 위로를 전합니다. 가을밤을 닮은 오일들의 조합으로 건조한 피부를 촉촉하게 되돌릴 수 있지요.

아로마 오일을 이용한 셀프 마사지는 간단하지만 효과만점인 가을 건강 지키미예요. 따뜻한 물에 에센셜 오일을 떨어트려 수건을 적신 후, 얼굴과 목에 올려두면 한층 촉촉해진 피부결을 느낄 수 있습니다. 손끝에 에센셜 오일을 묻혀 가볍게 눌러주듯 롤링하면 혈액순환에도 도움을 줍니다. 손바닥과 발바닥, 관자놀이를 부드럽게 문지르는 것만으로도 긴장이 사르르 녹아내리는 이완 효과를 경험할 수 있어요.

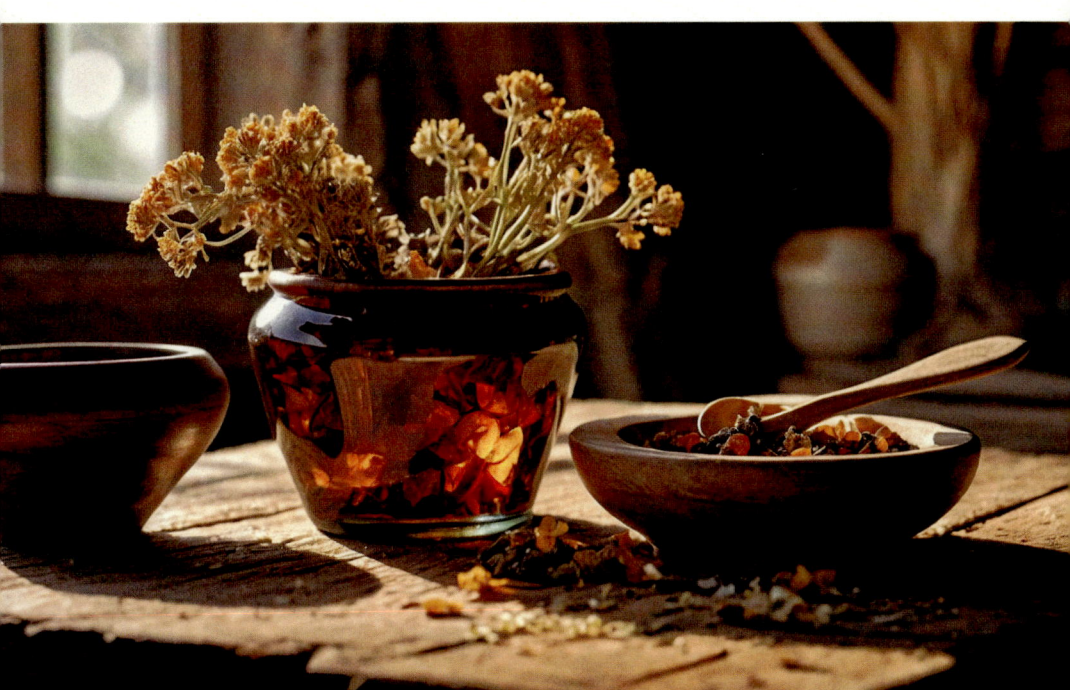

겨울 우울함과 스트레스에 아로마로 맞서기

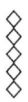

겨울의 냉기가 맴돌고 잿빛 하늘이 드리워졌지만, 아로마 테라피의 힘으로 우리는 손끝에서 따스함과 활력이 넘치는 세상의 열쇠를 쥐고 있습니다. 감각을 감싸 안는 아늑한 담요처럼, 에센셜 오일은 마음을 진정시키고, 몸에 에너지를 불어넣으며, 영혼을 불태울 수 있죠. 겨울의 우울함 속에서도 말이에요. 자연의 정수 몇 방울이 겨울 우울증을 기쁨과 활력이 넘치는 계절로 어떻게 변화시킬 수 있는지 함께 알아봅시다.

1. 아침의 의식: 시트러스 블리스와 함께 상쾌하게 시작하기

알람 시계가 울리고 따뜻한 이불 속에서 몸을 일으킬 때, 차가운 겨울 아침을 맞이한다는 건 때론 버겁게 느껴질 수 있어요. 하지만 걱정 마세요. 시트러스 에센셜 오일의 상큼한 향기가 우리를 아침의 나른함에서 구출해 줄 테니까요. 이탈리아의 햇살 가득한 과수원을 상상하며 레몬, 자몽, 스위트 오렌지의 신선한 향을 들이마셔 보세요. 이 생기 넘치는 오일들은 마치 병에 담긴 햇살 같아서 기분을 즉각 끌어올려 주고, 정신을 맑게 해 활기찬 하루를 시작하게 해줍니다.

여러분만의 시트러스 블리스 블렌드를 만들려면 디퓨저나 아로마 흡입기에 레몬, 자몽, 스위트 오렌지 에센셜 오일을 각 3방울씩 떨어뜨리세요. 상쾌한 향을 들이마시며 기분이 고양되고 의욕이 불타오르는 걸 느껴 보세요. 이 시트러스 묘약은 강력한 기분 전환제일 뿐만 아니라 자연적인 면역 시스템 지원제이기도 해서, 성가신 겨울 콧물도 물리치는 데 도움을 줍니다. 자, 이제 시트러스 블리스와 함께 상쾌하게 아침을 시작해 볼까요? 추운 날씨에도 흔들리지 않을 활기찬 열정으로 말이에요!

2. 오후의 충전: 페퍼민트 파워 부스트

하루가 지나고 겨울 한기가 뼈 속까지 스며들면, 오후의 나른함에 빠지기 쉽죠. 하지만 커피를 또 한 잔 마시기 전에, 페퍼민트 에센셜 오일의 활력 넘치는 힘을 고려해 보세요. 이 시원하고 상쾌한 오일은 우리 감각을 위한 응원의 메시지 같아서, 마음을 즉각 깨우고 정신을 맑게 해줍니다.

머리가 멍해질 때는 페퍼민트 오일 한 방울을 손바닥에 떨어뜨려 비벼 깊이 들이마셔 보세요. 멘톨이 풍부한 향이 안개를 뚫고 들어와 정신의 거미줄을 걷어내고 집중력에 다시 불을 붙여 줄 거예요. 한층 더 상쾌함을 원한다면 페퍼민트 오일을 관자놀이와 목 뒤에 살짝 발라보세요. 살랑 떨리는 시원한 느낌이 감각을 자극하고 에너지를 재충전해 줍니다.

페퍼민트 오일은 정신 자극제일 뿐 아니라 자연적인 진통제이기도 해서, 겨울철 두통과 긴장을 해소하는 데에도 완벽한 아군이 되어줍니다. 그러니 오후의 나른함이 엄습해 올 때, 페퍼민트의 힘으로 맞서 싸워 활력을 되찾으세요.

3. 저녁의 마무리: 라벤더 자장가

해가 지고 하루의 스트레스가 어깨를 무겁게 짓누를 때, 겨울 우울증과 작별 인사를 나누고 라벤더 에센셜 오일의 편안한 포옹을 받아들일 시간입니다. 이 부드러운 꽃 향기 오일은 자연의 자장가와도 같아서, 마음을 진정시키고 몸의 긴장을 풀어주며 숙면을 돕는 것으로 유명하죠.

평온한 취침 의식을 만들기 위해, 디퓨저나 베개 스프레이에 라벤더 오일 몇 방울을 떨어뜨려 보세요. 잠자리에 들 때 그 은은한 향이 감각을 감싸 안습니다. 진정되는 향기는 잰걸음치는 생각을 멈추게 하고, 긴장을 풀어주며, 고요함의 담요로 우리를 감싸안아 깊고 편안한 잠으로 이끌어 줄 거예요.

잠들기 전 라벤더 향이 가득한 목욕으로 더 많은 휴식을 취해보세요. 따뜻한 물을 받은 욕조에 라벤더 오일 몇 방울과 에펌 솔트 한 줌을 넣고 긴장을 녹여보세요. 온기가 하루의 스트레스를 녹이는 동안, 라벤더 향은 마음을 진정시키고 몸을 편안한 밤잠을 위해 준비시킬 거예요. 라벤더를 곁에 두고 잠들면 기나긴 겨울밤도 평화와 재충전의 시간이 될 수 있답니다.

4. 호흡기 케어: 유칼립투스로 상쾌하게 숨 쉬기

겨울 추위가 깊어질수록, 재채기와 기침, 콧물도 자주 찾아오곤 하죠. 하지만 약상자에 손을 대기 전에, 유칼립투스 에센셜 오일이 주는 자연 호흡기 케어를 시도해 보세요. 이 강력한 오일은 마치 폐에 신선한 공기를 선사하는 것처럼, 기도를 열어주고 콧물을 제거하며 자극 받은 부비동을 진정시켜 줍니다.

콧물로 고생할 때는 뜨거운 물이 담긴 그릇에 유칼립투스 오일 몇 방울을 떨어뜨린 뒤 간단한 증기 흡입법을 활용해 보세요. 수건으로 머리를 덮고 눈을 감은 채 깊이 숨을 들이마십시오. 멘톨 향이 가득한 증기가 코 속 깊숙이 침투해 가래를 부드럽게 할 거예요. 상쾌한 향기는 코뿐만 아니라 정신까지도 맑게 해줘서, 겨울 우울함을 떨쳐내는 데에도 도움을 줍니다.

이동 중에도 호흡기 케어를 하고 싶다면 유칼립투스 오일과 코코넛오일이나 코코넛 오일 같은 캐리어 오일을 섞어 나만의 향유 밤을 만들어 보세요. 가슴과 목에 이 블렌드를 부드럽게 마사지하면, 온기가 호흡을 편안하게 하고 울적함도 가시게 할 거예요. 유칼립투스를 호흡기 지원군으로 둔다면 마음껏 숨을 쉬며 두 팔 벌려 겨울을 반길 수 있게 될 거예요(콧물 없는 상태로 말이죠!).

5. 면역력 부스팅 블렌드: 띠브즈 오일로 방어력 높이기

겨울이 깊어 갈수록 우리 면역 체계는 혹사 당하기 쉽고, 계절의 번짐과 재채기에 취약해지곤 합니다. 하지만 걱정 마세요. 띠브즈 에센셜 오일 블렌드의 오래된 지혜가 방어력을 높이고 겨울 감기를 물리치는 데 도움을 줄 테니까요.

전설에 따르면 15세기 페스트 창궐 시기에 한 도둑 무리가 정향, 시나몬 바크, 로즈마리, 레몬, 유칼립투스 오일을 섞어 만든 강력한 블렌드로 병자와 시신을 상대하면서도 자신들을 보호했다고 해요. 물론 저는 도둑질을 권하진 않습니다. 하지만 그들의 면역력 증진 노하우는 배울 만한 가치가 있죠.

여러분만의 띠브즈 영감 블렌드를 만들려면 디퓨저에 정향, 시나몬 바크, 로즈마리, 레몬, 유칼립투스 오일을 각 2방울씩 섞으세요. 그리고 이 매콤하고 허브 향이 나는 향기가 공간에 퍼지게 두세요. 이 강력한 조합은 면역 체계의 방패와도 같아서 공기를 정화하고 세균과 싸우는 우리 몸의 자연 방어력을 튼튼하게 유지하는 데 도움을 줍니다.

한층 더 보호막을 두텁게 하고 싶다면 띠브즈 블렌드를 캐리어 오일에 섞어 잠들기 전 발바닥에 마사지해 보세요. 이 간단한 셀프 케어 의식은 느낌도 근사할뿐더러 우리가 자는 동안에도 오일의 면역 증진 속성이 효과를 발휘하게 해준답니다. 띠브즈 오일을 곁에 두고 있으면 중세 약제사 같은 자신감과 면역력으로 겨울을 맞이할 수 있게 될 거예요.

우리가 겨울의 서늘한 길을 걸어갈 때, 아로마 테라피가 우리의 셀프 케어와 활력 회복을 이끄는 안내자가 되어줄 수 있습니다. 에센셜 오일의 힘을 빌려 겨울의 어려움을 극복하고 치유와 성장, 내적 온기를 얻을 수 있는 기회로 삼읍시다. 그러니 자연의 향기로운 선물을 마음껏 누리며 앞으로 나아가세요. 우리의 겨울 건강과 행복에 이르는 길에 봄은 에센셜 오일 몇 방울만 더하면 닿을 수 있으니까요.

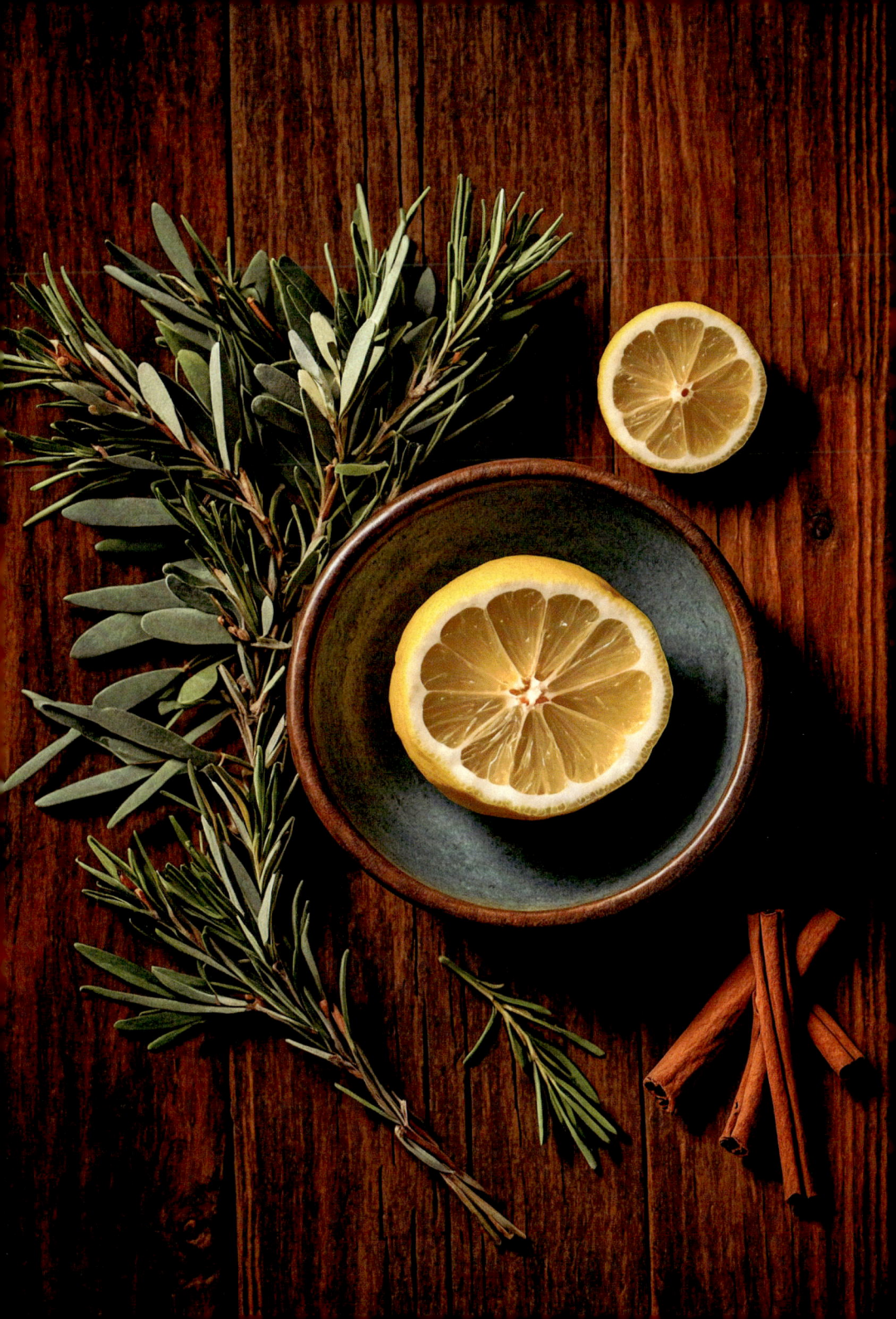

환절기 두근두근 아로마 면역력 케어

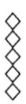

계절의 변화는 우리 몸과 마음에 큰 영향을 미칩니다. 특히 환절기에는 면역력이 떨어져 감기에 걸리기 쉽고, 계절 알레르기로 고생하는 사람들도 많습니다. 이럴 때 우리에게 필요한 것은 자연의 선물, 에센셜 오일의 힘입니다. 계절별로 우리 몸에 필요한 향을 골라 규칙적으로 사용하면 면역력의 리듬을 되찾을 수 있습니다.

봄이 되면 따사로운 햇살만큼이나 우리의 기분도 들뜨기 마련입니다. 하지만 봄볕에 마음이 설레는 동시에, 우리 몸은 겨우내 움츠러들었던 탓에 면역력이 한껏 떨어져 있는 상태입니다. 게다가 환절기 꽃가루와 황사까지 겹치면 알레르기 증상으로 고생하는 이들도 많습니다. 이럴 때는 상쾌한 레몬, 로즈마리, 페퍼민트 오일을 디퓨저에 떨어뜨려 향기로운 숲속을 거니는 기분을 내보세요. 코를 정화해 줄 로즈마리와 페퍼민트, 기분을 밝혀줄 레몬의 블렌딩은 봄나들이 전 필수 코스입니다.

여름이 오면 뜨거운 열기에 지쳐 면역력이 급격히 떨어질 수 있습니다. 냉방병, 식중독, 피부 트러블 등 여름 건강을 위협하는 요소들이 우리를 노립니다. 숨이 막힐 것 같은 열대야에는 시원한 페퍼민트, 유칼립투스 오일에 진정 효과가 뛰어난 라벤더 오일을 블렌딩해 뿌려주세요. 밤에는 편안한 숙면을, 낮에는 피부 쿨링 효과를 선사할 것입니다. 피부에 직접 발라주면 땀띠 예방에도 그만입니다.

선선한 바람이 불어오는 가을, 차가워진 공기 탓에 우리 몸도 면역력이 떨어지기 쉽습니다. 건조해진 날씨는 우리 코와 목을 자극해 감기에 걸리기 쉬운 환경을 조성합니다. 독감의 계절, 가을을 맞아 우리 몸에 따뜻한 위로를 전하는 오렌지, 시더우드, 프랑킨센스 오일을 곁에 두세요. 이 오일들의 블렌딩은 마치 숲속을 걷는 듯한 편안함과 안정을 선사합니다. 아침저녁으로 마시거나 목에 발라주면 건조해진 호흡기를 보호하는 데 도움이 됩니다.

겨울바람은 우리 몸을 움츠러들게 만들고, 추위는 면역력마저 꽁꽁 얼어붙게 합니다. 건조한 실내 공기는 목을 칼칼하게 만들고, 감기와 독감은 기승을 부립니다. 이럴 때 우리에게 포근함을 선물하는 것은 로즈우드, 클로브, 시나몬의 따뜻한 향입니다. 묵직하고 달콤한 향이 마치

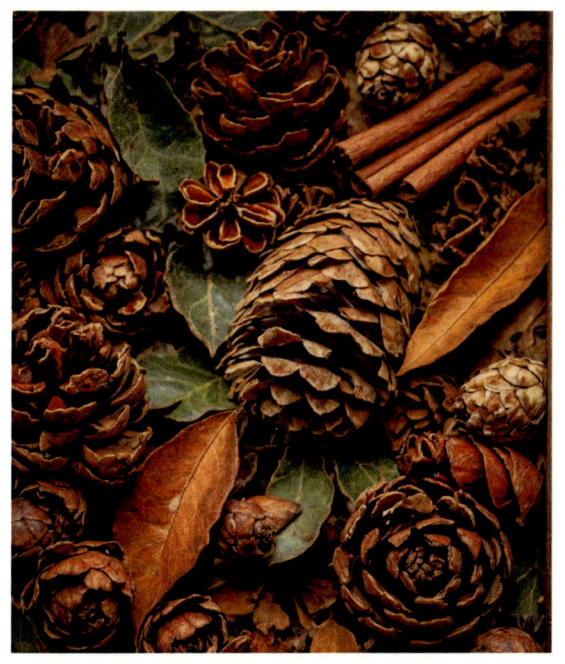

벽난로 앞에 앉아 있는 듯한 포근함을 줍니다. 차가워진 손발을 녹여주고 혈액순환을 촉진해 면역력 향상에 도움을 줍니다. 감기에 걸렸을 때는 가슴에 발라주면 숨 쉬기가 한결 수월해집니다.

사계절 아로마 면역 관리의 핵심은 리듬을 되찾는 것에 있습니다. 급격한 기온 변화로 인한 스트레스는 면역력 저하로 이어지기 쉽습니다. 이럴 때 아침에는 상쾌한 오일을, 밤에는 편안한 오일을 사용해 우리 몸의 리듬을 조율해주는 것이 좋습니다. 무엇보다 규칙적으로, 적당량을 사용하는 것이 중요합니다. 피부에 사용할 때는 반드시 캐리어 오일로 희석해야 하며, 하루 2-3시간 정도 디퓨징하는 것이 적당합니다. 계절별 알레르기 반응이 있는 오일은 피하는 것도 잊지 마세요.

변화무쌍한 계절 앞에서 우리가 할 수 있는 최선의 방법은 몸의 신호에 귀기울이는 것입니다. 계절의 변화에 맞춰 우리 몸에 필요한 에센셜 오일을 찾아 규칙적으로 사용하다 보면 어느새 우리 몸의 리듬을 되찾을 수 있을 것입니다. 자연이 우리에게 선물한 에센셜 오일의 향기와 함께라면 건강한 사계절이 우리 곁에 늘 함께할 것입니다.

사계절 건강 지키는 아로마 디퓨징

계절의 변화에 따라 자연의 향기도 달라지듯, 우리가 사는 공간에 불어넣는 아로마도 계절에 맞게 바꾸어 보길 권해드리고 싶어요. 조화로운 에센셜 오일의 블렌딩으로 봄의 약속, 여름의 기쁨, 가을의 성찰, 겨울의 고요를 담아낼 수 있습니다. 계절의 노래에 맞추어 우리 삶의 공간을 달콤하게 위로하거나 상쾌하게 일깨우는 향기로 가득 채워봅시다.

봄날의 상큼함을 담은 시트러스와 플로럴의 메아리

겨울잠에서 깨어나는 봄, 우리의 영혼도 잠에서 깨어 가벼움과 순수함을 갈망하죠. 레몬, 라임, 베르가못, 오렌지의 시트러스 향은 생명력 그 자체를 포착한 듯해요. 겨울 내내 답답했던 공기를 씻어내고 정신을 맑게 해주며 햇살처럼 맑은 낙관으로 가득 채워줍니다. 라벤더, 제라늄, 일랑일랑의 은은한 꽃향기 한 방울이 더해지면 초원 위 야생화처럼 블렌딩을 부드럽게 물들이죠. 병 속 봄날은 에너지 넘치면서도 부드러워요. 따스한 봄바람처럼 삶의 모든 가능성을 향해 숨을 깊게 내쉬게 해주니까요.

뜨거운 태양 아래 여름의 생기발랄함을 노래하는 프루티와 민트의 조화

이제 낮의 햇살이 오래도록 머물며, 우리에게 모험을 권하고 있어요. 여름의 에센셜 오일은 이 활기차고 역동적인 계절의 정신을 그대로 담고 있죠. 복숭아, 오렌지, 자몽, 탠저린의 과즙이 터지는 향은 우리 안의 어린아이를 깨워 망설임 없이 인생을 즐기게 만듭니다. 뜨거운 열기가 기력을 앗아갈 때면 스피아민트, 페퍼민트, 바질, 유칼립투스의 시원한 향으로 공간을 채워보세요. 마치 천연 암반수에 몸을 담그는 듯 이 상쾌한 향기들은 몸과 마음을 재충전시켜줄 거예요. 여름의 부케는 이국적인 정취의 감각적 향기가 더해진 밝고 경쾌함 그 자체랍니다.

가을 양지에 반짝이는 호박빛 힐링, 우디와 스파이시의 포옹

이파리가 붉게 물들고 발걸음 아래서 바스락거리는 소리를 내기 시작하면 낮은 햇살은 신비로운 색채를 띠죠. 자연은 이제 우리에게 사색과 대화, 포근함을 권합니다. 가을을 대표하는 에센셜 오일은 우리 영혼을 시나몬, 정향, 넛맥의 따뜻한 향으로 감싸줘요. 펌킨 스파이스 한 스푼이 평범함을 변화시키듯 말이죠. 시더우드, 샌달우드, 사이프러스의 나무 향은 삶의 순환을 일깨우는 든든한 뿌리가 되어주고요. 우리는 지나간 것을 내려놓아야 새로운 시작이 있음을, 보이지 않는 뿌리가 우리를 지탱해준다는 걸 깨닫습니다. 여기에 스위트 오렌지, 만다린, 자몽의 장난기 어린 달콤함이 더해지면 향수와 희망의 완벽한 조화가 탄생하죠.

겨울 벽난로 앞에서 전해오는 에버그린과 레진의 속삭임

겨울의 차가운 고요 속에서 우리의 시선은 내면을 향합니다. 겨울만의 소박하면서도 극적인 아름다움은 혼란 속에서도 고요한 자신만의 중심을 찾도록 이끌어주죠. 평화롭고 명상적인 분위기를 연출하기 위해 우리는 겨울

산림의 침묵을 간직한 에버그린 오일을 찾아요. 소나무, 전나무, 주니퍼, 편백은 공기를 정화하고 우리의 마음가짐을 맑게 해줍니다. 벽난로 앞 분위기를 연출하고 싶다면 프랑킨센스, 몰약, 벤조인의 신성하고 때묻지 않은 향을 더해보세요. 이 향은 수천 년 간 사원을 가득 메웠던 것처럼 우리의 공간과 영혼을 신성하게 만들어줄 거예요. 자스민, 로즈, 네롤리를 한 방울씩 더하면 이국적인 오아시스의 신비로운 분위기가 더해집니다. 겨울의 향기는 우리를 포근하고 부드러운 벨벳 망토로 감싸주어 자연 속에 내재한 영원한 힘과 우리 자신을 연결해줍니다.

물론 달력이 바뀔 때마다 에센셜 오일 블렌딩을 바꾸는 건 자연의 변화에 발맞추는 즐거움이지만, 결국 가장 중요한 것은 우리 내면의 계절이에요. 겨울의 우울함에 빠져있는 누군가에겐 여름의 활기찬 향이 더 필요할 수 있죠. 쉽게 지치는 열정적인 사람에겐 7월에도 가을의 향이 어울릴 거고요. 봄의 부드러운 꽃향기는 어떤 이에겐 너무 달콤해 보일 수 있지만, 또 다른 누군가에겐 꼭 맞는 향일 수 있습니다. 아로마의 매력은 계절에 맞추어 블렌딩하면서 어떤 향이 바로 지금 우리의 몸과 마음에 조화를 이루는지 서서히 배워나갈 수 있다는 거예요. 그렇게 계절을 따라가며 우리는 날씨와 상관없이 내면의 본질로 돌아가는 삶을 만들어 갑니다.

청춘의 봄에서 인생의 겨울까지, 에센셜 오일은 감정과 추억, 꿈의 향기로운 교향곡을 연주하죠. 그 부드러운 향기 속에서 인간 삶의 모든 빛깔이 표현됩니다. 그리고 향기로운 순간순간마다 자연은 우리에게 최고의 모습으로 꽃피우라 속삭이고 있어요.

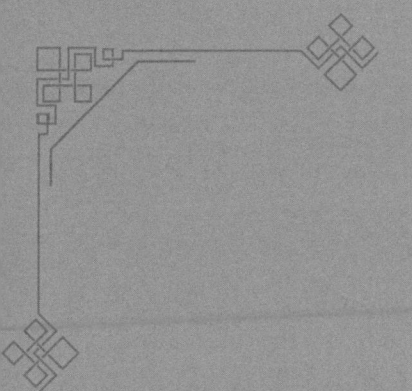
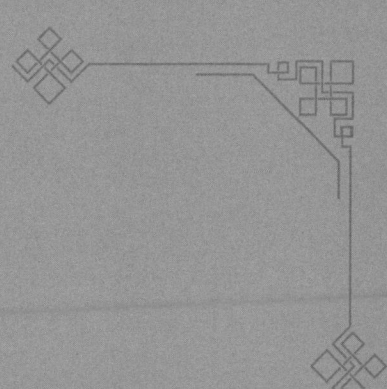

PART 6

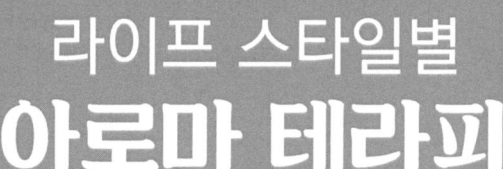

라이프 스타일별
아로마 테라피

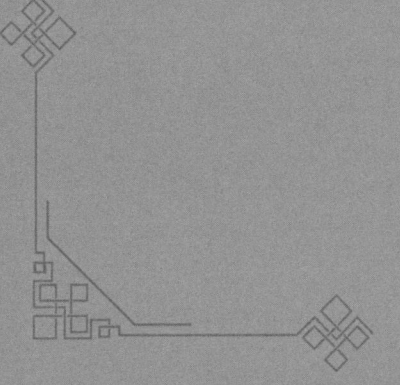
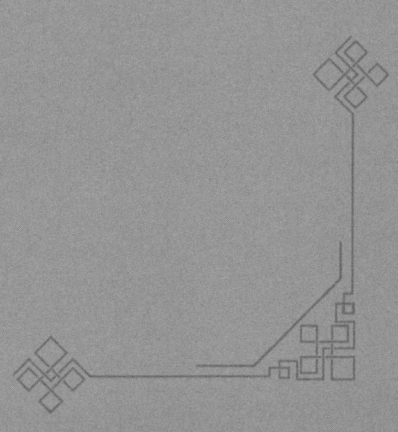

라이프 스타일별 아로마 테라피

진한 레몬 향이 코끝을 스치는 순간 침대에서 벌떡 일어나고 싶어질 거예요. 아로마 램프에 한두 방울 떨어트린 레몬 오일의 싱그러운 향이 아침 잠을 깨우고, 상쾌하게 하루를 시작하게 만들죠. 기분 좋은 하루가 될 것 같단 생각에 절로 미소가 지어집니다.

출근길 지하철에서 마음의 안정을 찾고 싶다면 버가못 향을 은은하게 풍기는 손수건을 준비해보세요. 버가못 향 손수건을 대면 지하철 안에서도 평온함을 얻을 수 있어요. 마음이 차분해지는 기분에 어깨의 힘이 절로 빠지는 걸 느낄 거예요.

컴퓨터 앞에 오래 앉아있어야 하는 당신, 지친 눈과 뻐근한 목근육을 풀어줄 아로마 굿즈가 필요해요. 페퍼민트향이 나는 아이 필로우를 눈에 올려두고 잠깐 눈을 감으면, 눈의 피로가 싹 가실 거예요. 또한 목덜미에 바른 파인 & 유칼립투스 오일은 결린 목과 뭉친 어깨를 풀어주는 효과가 있죠. 이런 사무실 속 작은 휴식으로 오후의 나른함을 극복해 보세요.

퇴근 후 지친 하루를 보낸 당신의 발을 위해 준비한 아로마 족욕 타임. 따뜻한 물에 라벤더 오일을 떨어트리고 발을 담그면, 마치 라벤더 밭을 거니는 듯한 포근한 기분이 들 거예요. 온몸에 퍼지는 긴장 완화 효과에 절로 행복한 한숨이 나옵니다.

밤마다 뒤척이느라 잠을 설치는 분이라면 베개 미스트를 추천드려요. 라벤더, 카모마일, 일랑일랑 오일을 섞어 만든 베개 미스트를 뿌리고 누우면 은은하고 포근한 꽃향기에 금세 잠이 들 거예요. 편안한 숙면을 부르는 향기로운 무드 속에서 달콤한 꿈을 꿔 보세요.

아로마 오일은 분위기를 전환하고 싶을 때도 유용해요. 상큼한 오렌지향을 풍기는 주방은 요리하는 재미가 배가 되고, 우디한 시더우드 향이 은은한 서재는 책 읽는 맛이 더해지죠. 거실에 둔 아로마 디퓨저로 계절의 향기를 느껴봐도 좋아요. 봄에는 로즈 & 제라늄, 여름엔 라임 & 민트, 가을엔 시나몬 & 클로브, 겨울엔 유자 & 넛맥. 사계절 내내 싱그럽고 편안한 우리 집 분위기를 연출할 수 있어요.

아침에 눈 뜨면서 맡는 상쾌한 레몬향, 퇴근 후 발을 녹여주는 따뜻한 라벤더 족욕, 침대에 누울 때 코끝을 간지럽히는 포근한 꽃향기까지. 라이프스타일 곳곳에 향기로운 무드를 더해주는 아로마 테라피로 삶의 질을 높여보세요. 나만의 에센셜 오일 조합을 찾아 매일을 건강하고 행복하게 만드는 힐링의 시간을 가져보시길 바랍니다.

품격 있는 노년을 위한 아로마 안티에이징 솔루션

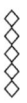

노년기, 우리는 삶의 황금기를 맞이합니다. 인생의 경험과 지혜가 풍부해지는 시기이지만, 동시에 심신의 노화로 인해 건강에 대한 관심이 높아지는 때이기도 합니다. 이럴 때 우리에게 힘이 되어주는 것이 바로 자연의 선물, 에센셜 오일입니다.

로즈마리, 레몬, 페퍼민트. 이 세 가지 에센셜 오일은 노년기 삶의 질을 높이는 데 으뜸입니다. 로즈마리 오일의 깊고 신선한 향은 기억력 향상에 도움을 줍니다. 책상 위에 로즈마리 오일 한 두 방울을 떨어뜨리고 공부나 독서를 하다 보면, 마치 지중해의 숲을 거니는 듯 상쾌함이 밀려옵니다. 뇌가 자극을 받아 기억력과 인지 기능이 높아지는 것을 느낄 수 있습니다.

레몬 오일은 상큼한 향으로 기분 전환에 안성맞춤입니다. 피곤이 쌓이고 스트레스가 많은 날, 레몬 향을 맡는 순간 활력이 되살아납니다. 아침에 일어나자마자 디퓨저에 레몬 오일을 떨어뜨려 보세요. 상쾌한 레몬 향과 함께 즐겁고 행복한 하루를 시작할 수 있습니다.

소화 기능이 점점 약해지는 노년기, 페퍼민트 오일이 속 쓰림과 더부룩함을 날려줍니다. 식사 후 페퍼민트 오일로 배를 부드럽게 마사지하면 장 운동이 활발해집니다. 시원한 페퍼민트 향을 맡는 것만으로도 몸이 가벼워지는 기분이 듭니다.

세월의 흔적이 얼굴에 하나둘 새겨질 때쯤, 프랑킨센스 오일이 노화를 늦춰줍니다. 코코넛 오일에 프랑킨센스 오일을 섞어 얼굴에 마사지하면 주름이 펴지고 탄력이 살아납니다. 꾸준히 사용하다 보면 어느새 매끈하고 윤기 나는 피부를 되찾게 됩니다. 건조하고 거친 피부에는 장미 오일로 보습을 해주세요. 장미 오일을 묻힌 화장솜으로 살짝 두드리기만 해도 피부에 수분이 가득 채워집니다. 마치 새틴처럼 부드럽고 촉촉해지는 피부를 경험할 수 있습니다.

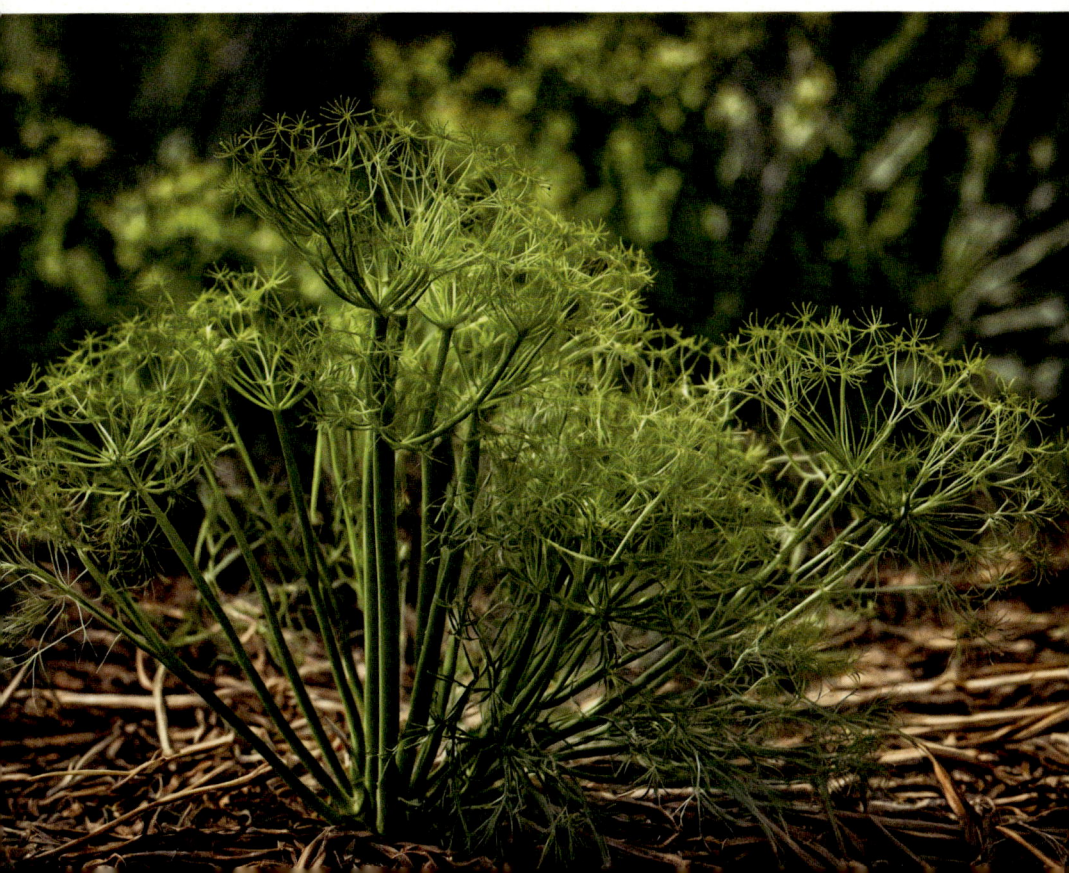

밤마다 찾아오는 불면증, 에센셜 오일로 달콤한 숙면을 선물하세요. 라벤더 오일을 베개에 뿌리고 누우면 포근한 라벤더 밭에 둘러싸인 기분이 듭니다. 은은한 라벤더 향에 절로 눈꺼풀이 무거워지고, 어느새 깊은 잠에 빠져듭니다. 불면증이 극심한 날에는 캐모마일 오일을 활용하세요. 부드럽고 달콤한 캐모마일 향은 온몸의 긴장을 풀어주어 편안한 수면을 돕습니다.

펜넬 오일은 소화불량으로 고생하는 분들의 비상약입니다. 식후 펜넬 오일을 배꼽 주변에 부드럽게 문지르면 소화 기능이 높아지고 더부룩함이 가라앉습니다. 산뜻한 펜넬 향을 음미하며 편안한 시간을 보내실 수 있습니다.

노화로 인한 관절통과 근육통, 진저 오일의 온기로 해결하세요. 진저 오일은 혈액순환을 촉진하여 뻣뻣하고 쑤시는 관절과 근육의 통증을 완화합니다. 따뜻한 타월에 진저 오일을 묻혀 아픈 부위에 올려두면, 뜨끈한 열감이 퍼지며 통증이 서서히 누그러집니다.

에센셜 오일은 우리 노년의 건강한 동반자입니다. 아로마 테라피와 함께라면 활기차고 편안한 노후를 만끽할 수 있습니다. 로즈마리로 기억력을 높이고, 레몬으로 기분을 전환하며, 페퍼민트로 소화 기능을 개선하는 것. 프랑킨센스와 장미 오일로 노화를 늦추고, 라벤더와 캐모마일로 숙면을 취하는 일. 펜넬로 소화불량을 다스리고, 진저로 관절통과 근육통을 완화하는 것. 이 모든 것이 에센셜 오일로 가능해집니다.

직장인 필수템, 아로마 스트레스 릴리프 키트

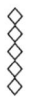

　피곤함에 절은 어깨를 문지르며 멍하니 모니터만 바라보고 있나요? 데드라인에 쫓기는 마음에 불안감이 밀려오고, 뒷목이 뻣뻣해지는 걸 느끼고 있지 않나요? 바로 지금, 아로마 테라피가 당신의 업무 스트레스를 해소해 줄 수 있습니다. 자연이 선물한 에센셜 오일의 놀라운 효능을 활용하면 편안하고 집중력 있는 업무 환경을 조성할 수 있어요. 오피스 라이프에 아로마 테라피를 손쉽게 적용하는 방법을 함께 알아볼까요?

　바쁜 아침을 보내고 오후가 되면 두통이 밀려오고 어깨가 결리는 걸 느낍니다. 바로 이럴 때 아로마 흡입기가 긴장을 풀어주는 구원자가 되어줍니다. 라벤더, 베르가못, 일랑일랑 에센셜 오일을 담은 휴대용 흡입기를 깊게 들이마시면 마치 평화로운 오아시스에 있는 듯한 기분이 들어요. 불안감은 사라지고 차분함이 밀려옵니다. 주머니에 쏙 들어가는 아로마 흡입기는 바쁜 업무 중에도 잠깐의 힐링 타임을 선사해 줍니다.

　데스크에 아로마 디퓨저를 놓아보세요. 오일의 은은한 향기가 사무실에 퍼지면 나만의 힐링 공간이 만들어집니다. 라벤더 향은 두통을 완화시키고,

레몬 향은 기분을 밝혀주며 집중력을 높여줍니다. 은은한 조명까지 더해진 디퓨저는 업무 공간을 더욱 아늑하고 편안하게 만들어 줍니다.

뭉친 근육은 에센셜 오일 마사지로 풀어보세요. 페퍼민트, 유칼립투스, 로즈마리 오일을 캐리어 오일과 섞어 나만의 마사지 오일을 만들 수 있어요. 부드럽게 압력을 주며 원을 그리듯이 근육을 풀어주세요. 통증 완화에 효과적인 에센셜 오일 성분이 피부 깊숙이 스며들어 긴장을 풀어줍니다. 손수 마사지하는 시간 자체도 매우 힐링이 되는 시간이랍니다.

스트레스 없는 업무 공간을 만드는 작은 팁도 참고해 보세요. 손수건에 진정 효과가 있는 에센셜 오일을 떨어뜨리거나, 시나몬 바크와 정향 향이 나는 솔방울을 책상에 놓아두는 것만으로도 하루 종일 기분이 좋아질 거예요. 증류수에 에센셜 오일을 섞어 스프레이 공병에 담아두면 나만의 아로마 미스트도 만들 수 있어요. 기분 전환이 필요할 때, 혹은 탁한 사무실 공기를 바꿔야 할 때 책상 주변에 뿌려보세요.

정신을 맑게 하고 집중력을 높이는 아로마 블렌딩도 추천합니다. 페퍼민트, 로즈마리, 레몬, 바질 오일은 두뇌를 자극해 업무 효율을 높여줍니다. 도전적인 프로젝트에 매진해야 할 때나 해야 할 일이 많을 때 이 조합을 디퓨징해 보세요. 놀라울 만큼 쉽게 몰입 상태에 빠져들고 업무를 효과적으로 처리할 수 있게 됩니다.

물론 에센셜 오일을 사용할 때는 적정량을 지키고 피부에 바르기 전에는 반드시 캐리어 오일로 희석해야 해요. 개인의 민감도나 알레르기 반응에도 주의를 기울여야 합니다. 처음에는 디퓨저나 흡입기에 소량의 오일을 사용하고, 필요에 따라 점차 양을 늘려가는 것이 좋습니다. 임신이나 수유 중, 특정 질환이 있는 경우에는 의사와 상의 후 에센셜 오일을 활용하시길 권합니다.

대부분의 사람들에게 아로마 테라피는 안전하고 자연스러우며 업무 현장에서 신체적, 정신적, 정서적 건강을 지키는 효과적인 방법입니다. 식물 에센스의 힘을 빌려 스트레스로 가득한 의무감이 아닌, 성장과 자기 돌봄이 있는 고양감 넘치는 업무 공간을 만들어 보세요. 에센셜 오일의 마법으로 정신없던 하루가 조화롭게 변화하는 걸 느끼게 될 거예요.

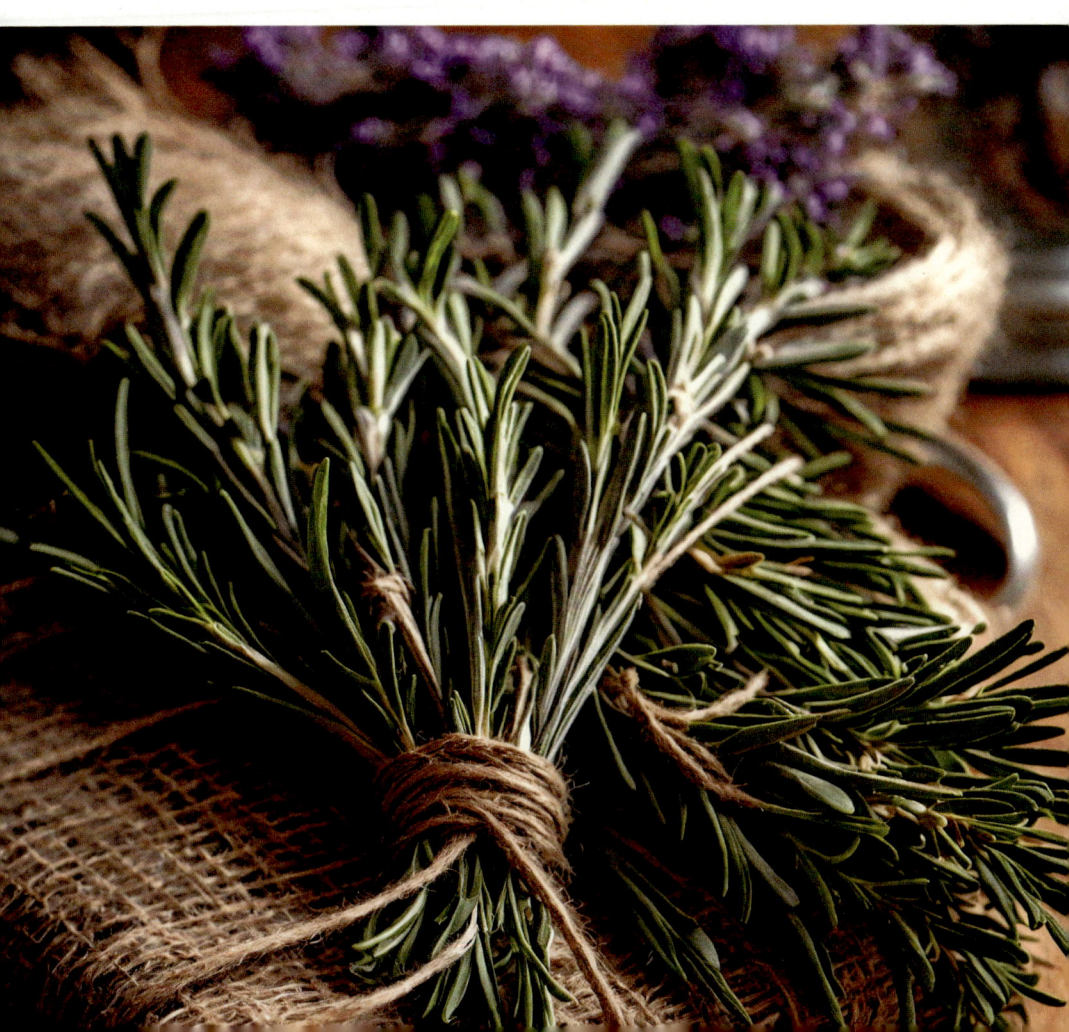

워킹맘의 활력 충전, 아로마 에너지 부스터

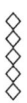

선배 워킹맘들이 극찬하는 에너지 솔루션, 바로 아로마 테라피입니다. 에센셜 오일의 자연 치유력으로 활력을 되찾고, 워킹맘의 일상을 지탱하는 원동력을 만들 수 있어요. 지친 심신에 활력을 불어넣고, 스트레스를 해소하며, 집중력을 높이는 데 도움을 주는 아로마 테라피. 이제 그 비결을 함께 알아볼까요?

"저는 3살, 6살 두 아이를 키우며 풀타임으로 일하고 있어요. 퇴근 후 집안일과 육아까지 하다 보면 온몸이 녹초가 되죠. 잠자리에 들기 전 라벤더 향을 맡으면 긴장이 풀리고 숙면을 취할 수 있어요."

"아이가 유치원에 간 사이 재택근무를 하는데, 집중이 안 될 때가 많아요. 레몬과 페퍼민트 오일을 섞어서 틈틈이 맡으면 두뇌가 맑아지고 일의 능률이 높아져요."

위의 사례처럼 많은 워킹맘이 에센셜 오일의 도움을 받고 있습니다. 에센셜 오일 고유의 치유 특성을 활용하면 에너지 회복, 스트레스 완화, 집중력 강화에 도움을 얻을 수 있어요. 본격적으로 에센셜 오일의 세계로 빠져볼까요?

페퍼민트는 워킹맘의 필수 아이템이라 할 수 있어요. 정신을 번쩍 들게 하는 시원한 민트향은 피로를 잊게 만들죠. 강력한 멘톨 성분이 혈액순환을 촉진해 몸과 마음에 에너지를 공급합니다. 오후 나른함이 밀려올 때 손목에 한 방울 떨어뜨리고 심호흡하면, 다시 정신이 들끓어요.

레몬오일은 상큼한 황금빛 에너지로 우리를 감싸는 오일이에요. 체내 에너지 생성에 관여하는 리모노이드 성분이 풍부해서, 세포 호흡을 활발하게 만들어 줍니다. 피로와 우울감을 날려버리는 향기로 기분전환에 그만이죠. 아침 샤워 시 레몬 오일을 떨어뜨리면 상쾌한 하루가 시작됩니다.

기억력 증진과 두뇌 활성화에 으뜸인 로즈마리 오일도 워킹맘에게 추천하고 싶어요. 첨단을 걷는 듯한 이 오일은 두뇌로 가는 산소 공급을 활발하게 해 번아웃을 예방합니다. 캐리어 오일에 희석하여 목 뒤와 어깨를 마사지하면 긴장감이 풀리면서 활력을 되찾을 수 있어요.

블렌딩 오일의 시너지 효과도 무시할 수 없죠. 레몬, 페퍼민트, 로즈마리를 섞은 블렌딩 오일은 피로와 싸우는 워킹맘의 필살기입니다. 두뇌에 활력을 불어넣어 집중력을 높이는 데 효과적이에요. 오렌지, 생강, 블랙페퍼 블렌드는 매콤하고 톡 쏘는 향으로 삶의 의욕과 추진력을 일깨워줘요.

자신만의 맞춤 블렌딩 오일을 만드는 건 생각보다 어렵지 않아요. 페퍼민트 10방울, 레몬 7방울, 로즈마리 3방울을 섞은 뒤 24시간 숙성하면 끝. 디퓨저에 떨어뜨리거나 롤온에 담아 피부에 발라보세요. 개인의 필요에 맞게 오일 블렌딩을 실험하다 보면 어느새 '나만의 에너지 묘약'이 완성되어 있을 거예요. 물론 에센셜 오일이 수면, 영양, 균형 잡힌 삶을 대신할 순 없습니다. 하지만 건강한 생활 습관과 더불어 아로마 테라피를 활용한다면 워킹맘의 삶에 긍정적인 변화를 가져올 거예요. 에너지가 넘치고, 집중력 있게 업무를 처리하며, 아이에게 최선을 다하는 자신을 발견하게 될 겁니다.

10년 경력의 워킹맘이자 아로마 테라피스트로서 저는 에센셜 오일의 효과를 직접 경험했어요. 신입사원 시절, 밤낮없이 야근하느라 육체적으로 정신적으로 고갈되었죠. 우연히 접한 페퍼민트 오일의 시원한 향에 이끌려 아로마 테라피의 세계에 발을 들였습니다. 시행착오 끝에 저만의 에센셜 오일 활용법을 찾았고, 에너지와 자신감을 회복할 수 있었어요. 지금 이 순간에도 수많은 워킹맘이 일과 육아 사이에서 고군분투하고 있을 거예요. 에너지가 바닥나 의욕을 잃고, 길을 잃은 것 같은 무력감에 빠질 때가 있죠. 하지만 우리에겐 강력한 아군, 에센셜 오일이 있습니다. 자연의 치유 에너지를 담은 오일의 힘을 빌려 좌절과 한계를 뛰어넘어 보아요.

아로마 디퓨저에 오일을 떨어뜨리는 작은 습관으로 내일을 위한 에너지를 채워보세요. 코를 간지럽히는 페퍼민트향에 잠시 눈을 감고, 레몬향을 폐 깊숙이 들이마시며 마음을 가다듬어 봅니다. 에센셜 오일 한 방울이 선사하는 위안과 휴식의 시간. 바로 그 짧은 순간 자신과 진실되게 만날 수 있을 거예요. 그 순간이 모여 내적 힘을 기르고 회복탄력성을 높입니다.

가족과 꿈을 위해 워킹맘으로 살아가는 우리. 에너지 고갈은 선택이 아닌 필수죠. 아로마 테라피와 함께 차곡차곡 에너지를 채워나가면서 자신다운 삶의 주인공이 되어보세요.

수험생 집중력 높이는 아로마 브레인 케어

머리가 맑아지는 로즈마리, 기억력을 높여주는 페퍼민트, 긴장감을 풀어주는 라벤더 등 각 오일의 효능을 상징하는 식물 일러스트와 함께 설명하면 독자들의 이해를 돕고 흥미를 유발할 수 있습니다.

우리 삶에 스며든 아로마 테라피, 그 매력에 빠져볼까요? 에센셜 오일은 우리에게 놀라운 선물을 줍니다. 특히 시험을 앞둔 수험생들에겐 든든한 지원군이 되어주죠. 공부에 지친 심신을 어루만지고 집중력을 높이는 데 아로마 테라피만한 게 없습니다.

코 끝을 스치는 로즈마리 향은 잡념을 걷어내고 정신을 맑게 해줍니다. 복잡한 문제를 풀 때나 암기할 내용이 많을 때 로즈마리 오일의 도움을 받아보세요. 머릿속이 정리되고 기억력이 좋아지는 걸 느낄 수 있어요. 집중력이 필요한 순간, 로즈마리가 힘을 보태줄 겁니다.

머리를 맑게 하는 오일로 페퍼민트도 빼놓을 수 없죠. 페퍼민트 향은 졸음을 쫓고 정신을 또렷하게 만듭니다. 밤늦게까지 공부하다 보면 눈꺼풀이 점점 무거워지곤 하는데, 이럴 때 페퍼민트 오일을 활용해보세요. 상쾌한 민트 향이 잠을 확 깨워 공부에 집중할 수 있게 도와줄 거예요.

편안한 수면은 효율적인 학습을 위한 필수 조건입니다. 숙면을 부르는 에센셜 오일로는 라벤더를 으뜸으로 꼽습니다. 따뜻한 물에 라벤더 오일을 풀어 목욕을 하고 나면 온몸에 이완감이 퍼집니다. 마음까지 평온해져 숙면에 든 후 개운하게 잠에서 깰 수 있죠. 시험 전날, 라벤더 향과 함께 편안한 휴식을 취해보세요.

긴장되고 우울한 날, 상큼한 레몬 오일 향을 맡아보는 것을 추천드려요. 레몬은 답답한 마음을 환기시키고 긍정 에너지를 불어넣어 줍니다. 스위트 오렌지 오일 또한 밝고 경쾌한 향으로 우울감을 날려버리는 데 탁월하죠. 공부가 잘 안 될 때 머리를 식히고 싶다면, 시트러스 오일들을 활용해 기분 리프레시를 해보세요.

고민과 걱정이 많은 수험생들에겐 스트레스 관리가 무엇보다 중요합니다. 에센셜 오일 마사지는 그 특효약이 될 수 있어요. 라벤더, 일랑일랑, 샌달우드 오일을 블렌딩해 뭉친 어깨와 목에 부드럽게 마사지하다 보면 긴장이 녹아내립니다. 아로마 향이 피로와 스트레스를 씻어내리는 걸 온몸으로 느낄 수 있죠.

숙제와 시험 준비로 쌓인 피로를 풀고 싶다면 향기로운 입욕제와 함께 목욕을 즐겨보는 것도 좋습니다. 따뜻한 물에 에센셜 오일 한 방울을 떨어뜨리고 온 욕조에 몸을 담그세요. 온기에 젖어드는 근육과 아로마 향에 둘러싸이는 행복한 순간, 모든 고민과 걱정이 녹아내리는 경험을 할 수 있을 거예요.

아로마 디퓨저는 학습 환경을 바꾸는 마법 도구예요. 집중력 강화 블렌딩 오일을 디퓨저에 떨어뜨리면 은은한 향이 공부방 가득 퍼집니다. 코끝을 간질이는 상쾌한 향에 정신이 맑아지고 기억력이 좋아지는 걸 경험할 수 있죠. 효과적인 학습을 위한 최적의 환경 조성, 아로마 테라피로 시작해보세요.

에센셜 오일의 매력은 다양한 블렌딩에 있습니다. 단일 오일의 장점을 결합하면 시너지 효과를 낼 수 있거든요. 로즈마리와 페퍼민트를 섞으면 집중력이 높아지고, 라벤더와 오렌지를 배합하면 긴장 완화에 도움 됩니다. 자신만의 목적에 맞는 오일 조합을 찾아 블렌딩 해보는 재미도 쏠쏠하답니다.

시험이라는 큰 산을 넘기 위해 오르막을 오를 때면 숨이 턱에 닿을 것 같죠. 힘들고 지친 그 순간, 자연이 건네는 아로마 테라피의 손을 잡으세요. 에센셜 오일은 여러분 곁을 묵묵히 지켜주는 조력자가 되어줄 겁니다. 향기로운 바람과 함께 마음의 평화를 되찾고, 다시 힘차게 정상을 향해 전진할 수 있을 거예요.

임산부와 육아맘을 위한 아로마 테라피

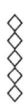

임신과 수유는 여성에게 축복이지만, 동시에 신체적, 정신적 스트레스를 동반하는 힘든 시기이기도 합니다. 이럴 때 에센셜 오일은 자연이 선사한 훌륭한 도우미가 되어줍니다. 하지만 태아와 신생아에게 해를 끼칠 수 있는 성분도 있기에, 사용에 주의가 필요합니다.

에센셜 오일은 식물에서 추출한 천연 오일로, 아로마 테라피에 사용됩니다. 그 효능은 각 식물이 지닌 고유한 성분에서 비롯되는데요. 예를 들어 라벤더는 신경을 안정시키고, 페퍼민트는 집중력을 높이며, 레몬은 피로를 풀어주는 효과가 있습니다. 이렇듯 에센셜 오일은 우리 몸과 마음에 다양한 영향을 미칩니다.

특히 예민해진 감각으로 향에 민감하게 반응하는 임산부에게 아로마 테라피는 더욱 효과적입니다. 입덧을 완화하고, 분만의 통증을 줄이며, 산후우울증을 예방하는 데에도 도움이 됩니다. 또한 아기를 위한 맞춤 오일로 목욕이나 마사지를 해주면, 숙면과 건강한 성장을 돕습니다.

하지만 아무리 좋은 에센셜 오일이라도 태아와 신생아에겐 독이 될 수 있습니다. 자궁 수축을 유발하거나 알레르기 반응을 일으키는 오일도 있죠. 그래서 올바른 사용법을 익히고, 전문가와 상담하는 과정이 필수적입니다. 농도와 적정량을 맞추고, 품질이 검증된 제품을 고르는 지혜도 필요합니다.

이번 장에서는 임신부터 육아까지, 에센셜 오일을 안전하고 효과적으로 활용하는 방법을 살펴보겠습니다. 입덧, 부종, 요통, 불면 등 임신의 불편함을 덜어주는 오일부터, 분만 중 이완과 통증 완화에 도움 되는 오일, 산후조리와 우울증 예방에 효험이 있는 오일까지. 아기를 위한 맞춤 오일과 목욕, 마사지 요령도 소개하겠습니다.

또한 임신과 수유 중 피해야 할 에센셜 오일과 사용상 주의사항도 꼼꼼히 짚어드리겠습니다. 알레르기 반응, 부작용의 징후와 대처법, 오일 보관법 등 안전을 위한 팁도 놓치지 않고 전달하겠습니다. 엄마와 아기의 건강을 지키는 촉각을 곤두세우시길 바랍니다.

입덧과 피로 완화를 위한 에센셜 오일

임신 초기, 대부분의 여성은 입덧으로 고통받습니다. 헛구역질과 구토, 메스꺼움에 시달리죠. 식욕부진으로 인한 영양 결핍은 태아 건강에도 좋지 않은 영향을 미칩니다. 게다가 호르몬 변화로 몸이 잘 따라주지 않아 피로가 누적됩니다.

이럴 때 레몬, 생강, 페퍼민트 에센셜 오일이 속 쓰림과 메스꺼움을 잠재워 줍니다. 시원하고 상큼한 레몬 향은 살짝 눌린 마음도 환하게 만들어주죠. 생강은 소화 기능을 높이고 구역질을 멈추게 하는 특효약입니다. 페퍼민트는

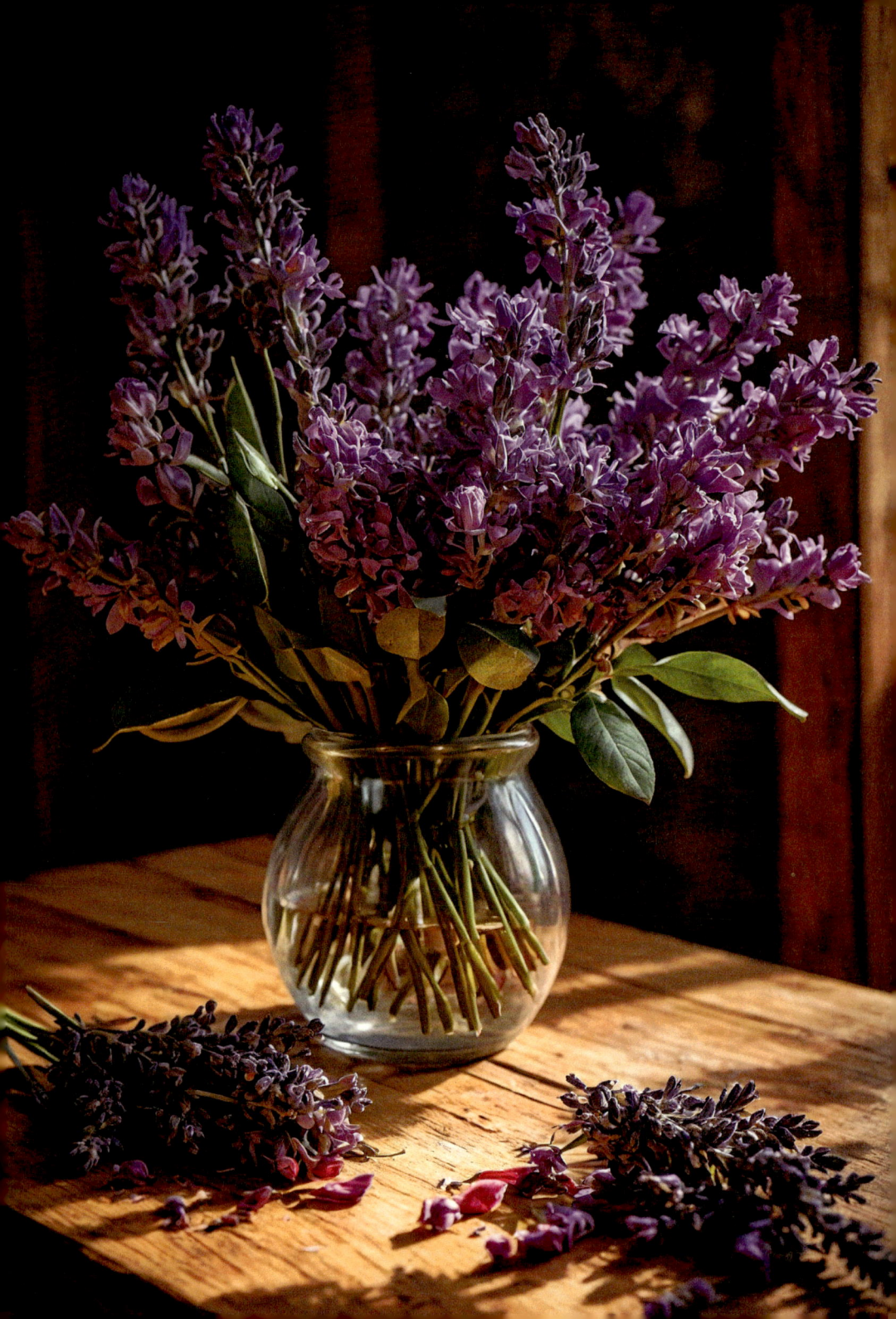

머릿속을 맑게 해주어 집중력 저하를 막아줍니다.

입덧에 시달릴 때는 오일을 물에 떨어뜨려 향을 맡는 것만으로도 안정을 되찾을 수 있습니다. 손수건에 오일을 묻혀 코 밑에 두거나, 손목에 한두 방울 떨어뜨려 문지르는 것도 좋습니다. 실내 공기 정화와 상쾌한 분위기를 위해 디퓨저를 활용하는 것도 방법입니다.

임신 중후반 피로와 부종으로 고생할 때는 라벤더, 로즈, 일랑일랑이 숙면을 선사합니다. 이 오일들은 코르티솔 수치를 낮춰 스트레스를 해소하고, 긴장을 풀어주는 진정 효과가 뛰어납니다. 입욕제나 마사지 오일로 활용하면 온몸에 긴장을 풀어주는 이완이 퍼집니다. 단, 임신 초기 3개월은 에센셜 오일 사용을 자제하는 것이 좋습니다. 착상과 초기 태아 발달에 부정적 영향을 끼칠 수 있기 때문입니다. 안전을 위해 전문 아로마 테라피스트나 의사와 상담 후에 소량으로 사용을 시작하시길 권합니다. 역한 향이 오히려 메스꺼움을 유발할 수 있으니 주의가 필요합니다.

분만 통증 완화와 회음부 회복을 돕는 에센셜 오일
출산이 다가올수록 엄마의 마음은 초조해집니다. 분만의 고통이 두렵기도 하죠. 진통이 시작되면 숨 쉬기도 힘들고, 온몸의 힘이 빠집니다. 회음부 열상의 아픔도 만만치 않습니다. 이때 에센셜 오일이 숨은 조력자가 되어줍니다.

분만 중에는 클라리 세이지, 라벤더, 프랑킨센스 오일이 불안감을 잠재우고 진정 효과를 발휘합니다. 클라리 세이지는 자궁 수축을 도와 순산을 이끕니다. 따뜻한 물수건에 오일을 떨어뜨려 하복부를 지그시 누르면, 진통 완화에 도움 됩니다. 분만실 분위기를 차분하게 만드는 것도 잊지 마세요.

회음부 절개와 열상으로 산모는 좌욕이 일상이 됩니다. 이때 티트리, 라벤더, 프랑킨센스를 물에 풀어 좌욕하면 살균, 진정, 소염 작용으로 빠른 회복을 돕습니다. 화농을 막고 새 살이 돋게 하죠. 치질용 연고에 오일을 섞어 바르면 가려움과 통증이 수그러듭니다.

라벤더 오일 마사지는 잠들기 힘든 밤, 엄마를 달래주는 숙면 도우미입니다. 스트레스 호르몬인 코르티솔 농도가 낮아지고, 세로토닌 분비가 촉진되어 깊은 휴식에 빠질 수 있습니다. 배란곡선 차트를 연상시키는 출산 후 기복 심한 감정에도 안정을 되찾게 해줍니다.

하지만 출산 직후에는 호르몬 교란을 야기할 수 있는 에센셜 오일 사용은 피해야 합니다. 자스민, 클라리 세이지, 로즈 같은 오일은 모유 생성을 방해할 수 있어 주의가 필요합니다. 민감해진 피부에 자극이 될 수도 있으니, 반드시 패치 테스트 후에 사용하는 것이 좋겠습니다.

산후조리와 우울증 예방을 위한 에센셜 오일
출산의 기쁨도 잠시, 밤낮으로 이어지는 수유와 육아는 산모의 몸과 마음을 지치게 합니다. 호르몬 불균형으로 기분 변화가 심하고, 슬픔에 빠지기도 합니다. 산후조리가 제대로 이루어지지 않으면 산후풍으로 고생할 수 있습니다. 산후우울증은 엄마는 물론 아기의 정서 발달에도 부정적 영향을 끼칩니다.

이럴 때 버가못, 네롤리, 일랑일랑 에센셜 오일이 우울한 기분을 밝혀줍니다. 세로토닌 분비를 촉진해 감정의 동요를 잠재우고, 긍정적 마음을 키워주죠. 향을 맡고 있노라면 따스한 위안과 치유가 전해집니다. 디퓨저로 은은한 향을 풍기게 하고, 마사지나 입욕 시 활용하면 더욱 효과적입니다.

산후조리에는 circulation 촉진과 부종 완화가 중요합니다. 이때 로즈마리, 주니퍼베리, 사이프러스 오일이 몸의 순환을 원활히 합니다. 붓기를 가라앉히고, 림프절 흐름을 촉진해 노폐물 배출을 도와주죠. 피로감을 덜어주고 활력을 되찾게 하는 것은 덤입니다.

산후 탈모 억제와 피부 건강을 위해서는 라벤더, 로즈, 샌달우드를 추천합니다. 비타민 C가 풍부한 이 오일들은 콜라겐 생성을 높여 피부 탄력을 높입니다. 흉터와 튼살 개선에도 도움이 되죠. 두피 마사지나 스킨케어 제품에 블렌딩해 사용하면 윤기와 생기를 되찾습니다.

산후조리 중에는 호르몬 교란 가능성이 있는 클라리 세이지, 페니로얄은 피하는 것이 좋습니다. 민감한 유두나 피부에 자극적일 수 있는 페퍼민트, 시더우드도 주의해야 합니다. 수유 전에는 유두에 오일이 묻지 않게 닦아내고, 직사광선 아래서의 사용도 삼가는 것이 현명한 선택입니다.

아기를 위한 맞춤 에센셜 오일 활용법

사랑스러운 신생아를 품에 안는 순간, 엄마의 마음은 세상에서 가장 앙증맞은 존재를 지켜내리라 다짐합니다. 면역력이 약한 아기는 세균 감염에 취약하고, 피부 트러블로 고생하기 십상입니다. 숙면을 방해받아 보채는 날이 많죠. 에센셜 오일은 이런 문제 해결을 도와주는 천연 처방전이 됩니다.

아기 피부는 민감하기로 유명합니다. 티트리, 라벤더, 로먼 카모마일 오일은 연약한 피부에 안전한 옵션입니다. 항균, 소염 효과로 땀띠, 습진 같은 피부병을 예방하고 가려움을 가라앉힙니다. 목욕물에 소량 떨어뜨리거나, 베이비 로션과함께 바르면 촉촉한 보습막이 형성됩니다.

기저귀 발진 예방과 치료에는 라벤더와 티트리가 으뜸입니다. 진정효과로 붉어진 엉덩이를 달래주고, 세균 번식을 막아 2차 감염을 예방합니다. 아기 파우더나 오일에 블렌딩해 사용하면 좋습니다. 기저귀를 갈 때마다 서너 방울씩 발라주면 금세 개선되는 것을 볼 수 있습니다.

밤마다 우는 아기를 달래기란 쉽지 않습니다. 라벤더, 일랑일랑, 로먼 카모마일은 불안과 긴장을 풀어주는 진정 효과가 탁월합니다. 아기를 목욕시킬 때 물에 몇 방울 떨어뜨리거나, 잠들기 전 마사지해주면 숙면을 도와줍니다. 디퓨저로 은은한 향을 풍기게 해도 좋습니다.

감기나 콧물로 고생하는 아기라면 유칼립투스, 라벤더, 티트리를 추천합니다. 항바이러스 작용으로 증상 완화에 도움을 줍니다. 물에 희석해 가슴에 문지르거나, 아기 욕조에 몇 방울 떨어뜨려주세요. 호흡기를 열어주고 편안한 숙면을 선사할 것입니다.

단, 생후 3개월 미만의 신생아에겐 직접적인 사용을 피하는 것이 안전합니다. 6개월 이상부터는 0.5% 미만의 낮은 농도로 사용하는 것이 중요합니다. 눈, 코 주변은 자극이 될 수 있으니 피하고, 민감 부위 테스트 후 사용하세요. 아토피 피부에는 자제하는 것이 현명합니다.

홈 오피스족을 위한 아로마 공간 테라피

1. 홈오피스의 리듬을 바꾸는 아로마 테라피의 마법

꽉 막힌 업무 공간이 지겨워질 때, 아로마 테라피는 우리에게 새로운 활력을 선사해요. 에센셜 오일의 은은한 향기는 단조로운 일상에 생기를 불어넣어 주죠. 스트레스로 인해 뒤엉킨 머릿속을 정리해주고, 무거워진 마음을 가볍게 해준답니다.

특히 페퍼민트, 로즈마리, 레몬 등의 상쾌한 향기는 두뇌를 자극해 집중력을 높이는 데 효과적이에요. 포근한 숲속에 온 듯한 기분을 주는 편백나무와 유칼립투스 오일도 업무 능률을 높이는 데 한몫해요. 책상 위 디퓨저에 오일을 떨어뜨려 은은한 향을 풍기게 하면, 답답했던 공간이 상쾌한 에너지로 가득 찰 거예요. 긴장감 속에서 쉴 새 없이 키보드를 두드리다 보면 어깨가 결려오고 눈은 침침해지기 마련이에요. 이럴 땐 라벤더 오일로 지압해보세요. 관자놀이를 부드럽게 마사지하고 코 밑에 오일을 발라 심호흡하면, 편안함이 온몸으로 퍼져나가요. 맑아진 정신으로 다시 업무에 집중할 수 있을 거예요.

하루 종일 모니터 앞에 앉아있노라면 두통이 밀려오기도 해요. 이때는 페퍼민트 오일을 관자놀이에 바르고 부드럽게 마사지해주세요. 혈액순환이 촉진되면서 뇌로 가는 산소 공급이 원활해져요. 개운해진 머리로 남은 업무를 훌훌 끝낼 수 있답니다.

2. 홈오피스를 힐링 공간으로 만드는 아로마의 감성

업무를 마친 후에는 나만의 휴식 시간이 필요해요. 일과 삶의 경계가 모호해진 요즘, 일상에서 벗어나 재충전할 수 있는 작은 사치를 누려봐요. 그 중심에는 아로마 테라피가 있답니다.

은은한 조명 아래 아로마 램프를 켜두면 감성적인 무드가 연출돼요. 달콤하면서도 신비로운 느낌을 주는 일랑일랑 오일이나 상쾌한 레몬그라스 오일을 활용해보세요. 마치 이국적인 휴양지에 온 듯한 기분에 젖어들 수 있어요.

커튼이나 침구에 아로마 섬유 탈취제를 뿌려주는 것도 좋아요. 숙면을 돕는 라벤더 오일과 편안함을 주는 버가못 오일을 블렌딩해 사용하면 깊은 휴식을 취할 수 있죠. 달콤한 꿈 속에서 느긋한 아침을 맞이할 수 있을 거예요. 가습기에 티트리 오일을 떨어뜨리면 건조한 공기를 촉촉하게 바꿔줘요. 아토피나 비염 같은 환경성 질환을 예방하는 데도 도움이 된답니다. 향기로운 수증기를 마시며 심신의 안정을 되찾아보세요.

3. 홈오피스에서 건강과 아름다움을 챙기는 생활 밀착형 아로마 테라피

오랜 시간 앉아서 일하다 보면 어깨가 결리고 허리가 아프기 마련이에요. 이때 로즈마리 오일을 블렌딩한 마사지 오일로 결린 근육을 풀어주면 개운해져요. 셀룰라이트 제거와 하체 부종 완화에도 효과가 있답니다.

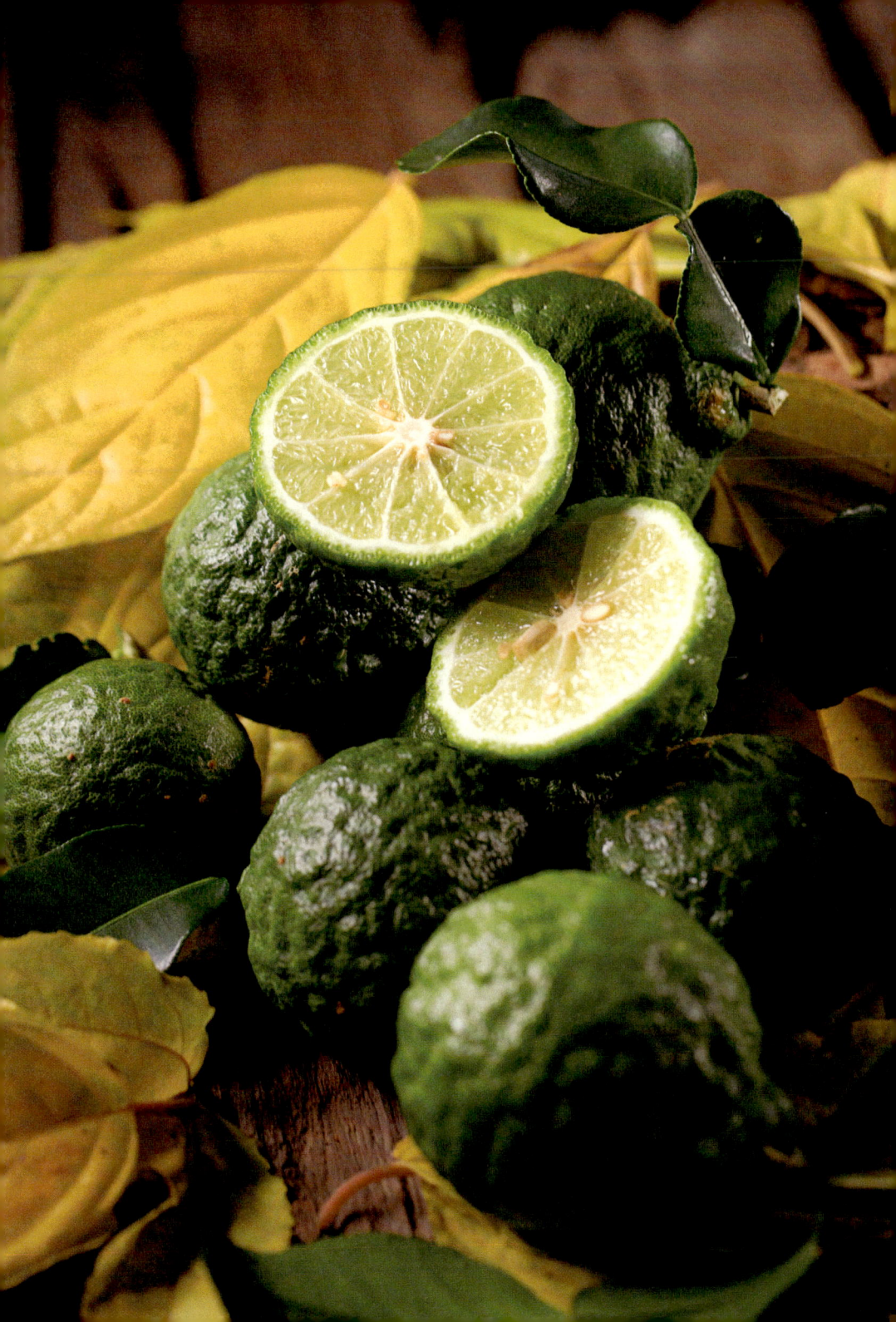

면역력 강화에는 레몬과 티트리 오일이 제격이에요. 물 한 컵에 각 2방울씩 떨어뜨려 하루 3번 복용하면 감기나 피부 트러블을 예방할 수 있죠. 홈오피스의 위생을 지키는 데도 도움이 된답니다.

수시로 사용하는 키보드와 마우스에는 세균이 서식하기 쉬워요. 티트리 오일을 물에 섞어 분무하면 99.9%의 세균을 박멸할 수 있어요. 은은한 향기가 번지면 상쾌한 기분으로 업무에 임할 수 있답니다.

한편 아로마 손 소독제를 상비해두면 외출 후 위생 관리에 도움이 돼요. 에탄올에 라벤더와 레몬 오일을 섞어 사용하면 99.9%의 살균력을 가지면서도 은은한 향을 남길 수 있죠. 향긋한 손으로 집중력과 기분을 한껏 끌어올려보세요.

4. 홈오피스에 생기를 더하는 DIY 아로마 테라피 아이디어

에센셜 오일 블렌딩은 무한한 즐거움의 세계랍니다. 나만의 멋진 조합을 찾아가는 과정 자체가 창의력을 자극하고 스트레스를 해소해주죠. 블렌딩의 기본은 같은 계열의 향을 섞는 거예요. 꽃 향끼리, 우디 향끼리, 시트러스 향끼리 말이죠. 입문자라면 1:1 황금비율로 블렌딩을 시작해봐요. 라벤더와 오렌지 오일은 차분한 향으로 스트레스를 진정시켜주고, 레몬과 로즈마리 오일은 상큼한 향으로 기분을 전환시켜줘요. 자신만의 시그니처 향을 찾는 즐거움에 빠져보세요.

나만의 디퓨저 오일 레시피를 만들어 활용하는 것도 추천해요. 집중력 향상에는 레몬, 페퍼민트, 로즈마리를 3:2:1로 블렌딩하고, 긴장 완화에는 라벤더, 일랑일랑, 버가못을 2:2:1로 블렌딩해보세요. 취향에 맞는 향으로 업무

효율성을 높일 수 있답니다. 직접 만든 룸 스프레이와 섬유 탈취제로 홈오피스 곳곳을 향기롭게 만들 수도 있어요. 무르핀 오일과 유칼립투스 오일을 섞어 뿌려주면 상쾌한 공기가 맴돌죠. 아로마 핸드크림이나 족욕제를 만드는 것도 즐거운 취미가 될 거예요.

5. 홈오피스의 리듬을 살리는 아로마 라이프스타일

아로마 테라피를 일상에 스며들게 하면 삶의 질이 높아져요. 매일 아침 라벤더 오일로 목욕을 하고, 식후 페퍼민트 차를 마시는 것만으로도 건강한 습관이 돼요. 소소하지만 꾸준한 실천이 몸과 마음을 치유하는 원동력이 된답니다.

점심 식사 후에는 산책하며 아로마 향초를 피워보세요. 편백 오일의 상쾌함이 나른한 오후를 깨워줄 거예요. 가벼운 움직임은 대사를 활발하게 하고 업무 능률을 높이는 데 도움이 된답니다.

저녁 무렵에는 아로마 스톤으로 마사지를 해주면 좋아요. 따뜻한 현무암에 라벤더와 일랑일랑 오일을 떨어뜨려 지그시 눌러주세요. 하루 동안 쌓인 스트레스와 피로가 풀리면서 달콤한 휴식에 빠질 수 있죠.

매일 밤 베개에 라벤더 스프레이를 뿌려주는 것도 잊지 마세요. 숙면을 도와 다음 날 상쾌한 컨디션으로 깨어날 수 있습니다. 건강한 하루의 시작은 바로 전날 밤부터 준비하는 거예요. 이처럼 생활 속 곳곳에 아로마 테라피를 적용하면 활력 넘치는 일상을 누릴 수 있어요. 집이라는 한정된 공간에서도 다채로운 기분 전환과 깊은 치유를 경험할 수 있답니다.

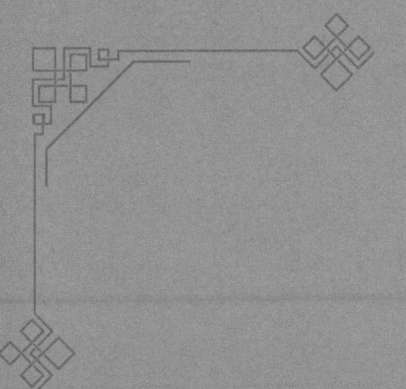
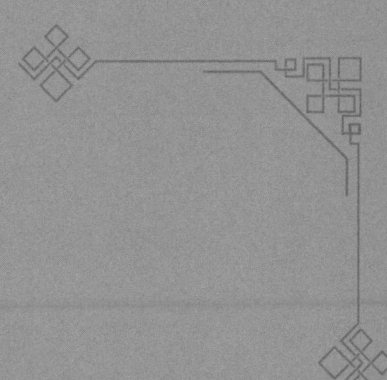

PART 7

내 몸에 힐링을 주는
에센셜 오일 베스트

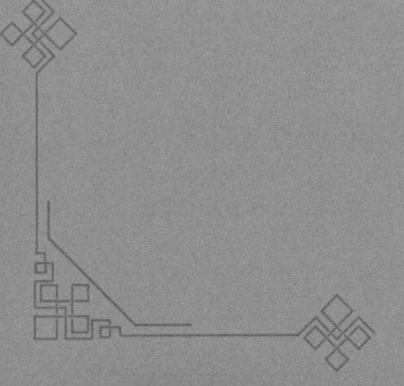
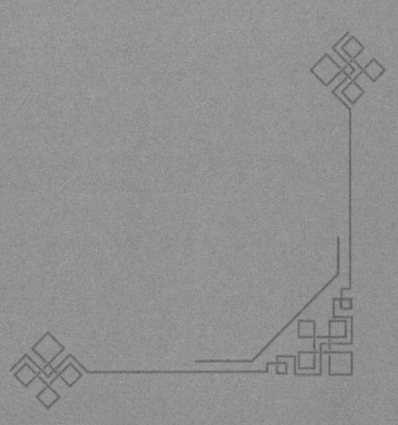

편안한 안정을 선사하는 라벤더 에센셜 오일

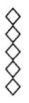

라벤더 에센셜 오일의 부드러운 보랏빛 향기에 온몸을 맡기는 순간, 마치 프로방스의 끝없이 펼쳐진 라벤더 밭에 누워있는 듯한 기분 좋은 평온함이 찾아옵니다. 일상의 크고 작은 스트레스와 긴장을 잠재우고 편안한 안정을 선사하는 라벤더 에센셜 오일은 모든 이의 영혼을 위로하는 자연의 선물이죠.

불면증과 스트레스로 지친 현대인들에게 건네는 따스한 처방전, 라벤더 오일의 놀라운 릴랙싱 효과를 알아볼까요? 라벤더 오일의 주요 성분인 리날룰과 리날릴 아세테이트는 신경계를 안정시키고 긴장을 풀어주는 역할을 합니다. 따뜻한 물에 라벤더 오일을 섞어 반신욕을 즐기거나 베개에 두어 방울 떨어뜨려 숙면을 취하는 것만으로도 스트레스와 피로가 눈 녹듯 사라지는 경험을 할 수 있습니다.

진정 효과가 탁월한 라벤더는 예민해진 피부를 다독이는 데에도 그만이에요. 면역 기능 향상, 피부 트러블 완화, 항균과 소독까지, 라벤더 오일 하나로 다양한 피부 고민을 해결할 수 있죠. 라벤더 오일을 희석해 직접 피부에 바르거나 페이스 크림, 로션 등에 섞어 사용하면 건강하고 윤기 있는 피부로 가꿔줍니다.

감기로 고생하는 환절기, 라벤더 오일의 항바이러스 효과와 항균 작용으로 면역력 키우는 것도 잊지 마세요. 아로마 디퓨저에 라벤더 오일을 떨어뜨려 은은한 향을 맡는 것만으로 신체 방어력이 높아지고 숨 쉬기도 한결 편해진답니다.

일상의 작은 습관을 바꾸는 것에서 라벤더 아로마 테라피를 시작해보세요. 아침에 일어나자마자 라벤더 향을 맡으며 하루를 시작하고, 책상이나 베개 옆에 라벤더 향 주머니를 놓아두는 것만으로도 마음이 평온해집니다. 입욕제에 첨가해 목욕을 하고 잠들기 전 라벤더 샤워젤로 샤워를 하면 숙면에 도움이 되죠.

친구나 연인과 함께하는 특별한 시간, 라벤더 마사지 오일을 준비해보세요. 따뜻하게 데운 라벤더 마사지 오일로 서로의 어깨와 발을 부드럽게 주물러주면 사랑하는 사람과 더욱 깊은 유대감을 나눌 수 있을 거예요. 사랑하는 사람들과 함께 건강하고 행복한 일상을 만들어가는 라이프 스타일, 라벤더 아로마 테라피와 함께라면 결코 어려운 일이 아닙니다.

물론 개인의 체질과 특성에 따라 라벤더 오일이 맞지 않을 수도 있어요. 간혹 알레르기 반응이 나타나는 경우도 있으므로 반드시 패치 테스트를 하고 소량으로 사용하는 것이 안전합니다. 에센셜 오일을 피부에 바를 때는 반드시 캐리어 오일로 희석해야 하고, 강아지나 고양이 등 반려동물이 있다면 주의가 필요하죠.

상쾌함의 대명사, 페퍼민트 에센셜 오일

생기 넘치는 하루를 시작하는 데 페퍼민트만큼 좋은 에센셜 오일이 또 있을까요? 청량하고 상쾌한 향기로 잠에서 깨어난 우리의 정신을 번쩍 들게 만드는 페퍼민트 오일. 마치 숲속의 시원한 바람이 머릿속을 맑게 해주는 듯한 기분 좋은 느낌을 선사합니다. 아침 샤워 타임, 페퍼민트 오일 한두 방울을 섞은 샴푸나 바디워시를 사용해보세요. 온몸에 전해지는 상쾌함과 함께 기분까지 쌩쌩해질 거예요. 샤워 후 물기를 닦은 피부에 페퍼민트 바디로션을 발라주면 쿨링감을 느끼며 피로가 싹 달아납니다.

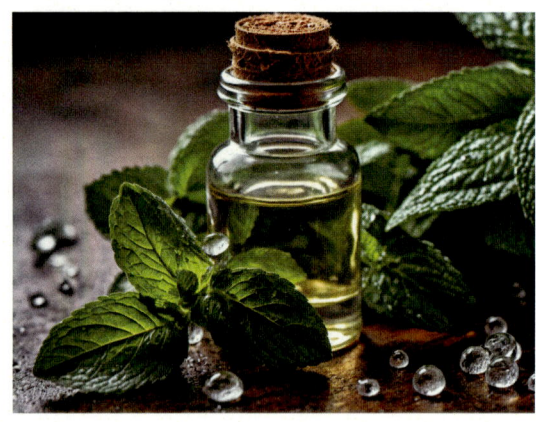

출근길 혹은 등교길, 멀미로 고생한 적 있으신가요? 차 안에서 페퍼민트 오일을 솜이나 티슈에 떨어뜨려 틈틈이 향을 맡아보세요. 어지럽고 메스꺼운 증상이 눈 녹듯 사라지는 것을 경험할 수 있습니다. 페퍼민트의 짜릿한 향이 멀미로 인한 불쾌감을 잠재우고 산뜻한 기분을 되찾아줍니다. 뿐만 아니라 장거리 운전으로 인한 피로감과 두통에도 페퍼민트는 효과적입니다. 은은하게 퍼지는 페퍼민트향을 맡으며 잠깐의 휴식을 취해보세요. 다시 운전대를 잡을 때쯤엔 머리가 개운해지고 집중력이 높아질 거예요. 학업과 업무에 집중력이 필요한 순간에도 페퍼민트 오일이 도움을 줍니다. 듀얼 스터디나 야근이 잦아지는 시기, 페퍼민트 디퓨저를 곁에 두고 은은한 향을 맡으며 공부와 일에 임해보세요. 산뜻한 페퍼민트 향이 뇌를 자극해 집중력을 높이고 암기력 향상에도 도움을 줍니다. 나른해지고 페퍼민트 오일을 손목 안쪽과 관자놀이에 한두 방울 발라보는 것도 좋은 방법이에요. 피부로 흡수되는 페퍼민트 오일이 정신을 맑게 해 한층 더 집중할 수 있게 해줍니다.

하루 일과를 마치고 피로에 지친 몸과 마음, 어떻게 풀어주고 계신가요? 따뜻한 물에 페퍼민트 오일을 떨어뜨려 족욕을 해보세요. 지친 다리와 발에 시원한 페퍼민트 향이 퍼지며 개운함을 선사합니다. 손과 발의 피로를 풀어주는 것은 물론, 마음까지 가벼워지는 기분 좋은 경험을 할 수 있어요. 페퍼민트 오일을 섞은 입욕제나 바스솔트를 활용한 반신욕도 추천합니다. 온몸으로 느끼는 상쾌함에 하루의 스트레스와 긴장이 녹아내리는 걸 느낄 수 있죠.

상쾌함의 대명사 페퍼민트 에센셜 오일. 우리의 일상 곳곳에 페퍼민트 오일을 활용한다면 더욱 기분 좋고 활력 넘치는 하루하루를 보낼 수 있습니다. 습관처럼 페퍼민트 아로마 테라피를 즐겨보세요. 지친 날, 힘든 날, 집중이 필요한 날. 어느 때라도 페퍼민트 오일이 우리에게 상쾌한 기운을 선물하고 힐링의 순간을 선사할 테니까요. 나만의 페퍼민트 오일 활용법을 찾아 즐겁고 건강한 아로마 라이프를 만들어가보세요.

깨끗한 공기를 부르는 티트리 에센셜 오일

겨울 밤, 차가운 공기로 가득한 방 안에서 한 잔의 따뜻한 차를 마시며 잠깐의 여유를 즐기곤 합니다. 그러나 밖에서 불어오는 매서운 바람과 건조한 실내 공기는 우리의 건강을 위협하기도 하죠. 이럴 때 티트리 오일의 상쾌하고 깨끗한 향기가 우리에게 생기를 불어넣어 줍니다.

오래전부터 호주 원주민들은 티트리 잎을 으깨어 피부 상처와 감염을 치료하는 데 사용해 왔습니다. 그 잎사귀에서 추출한 에센셜 오일에는 강력한 항균, 항바이러스, 항진균 효과가 있어 다양한 피부 질환에 도움을 줍니다.

티트리 오일은 여드름 등 트러블 피부에 특히 효과적입니다. 새순이 땅을 뚫고 올라오듯, 피부에 생기를 되찾아 줍니다. 면봉에 티트리 오일을 묻혀 트러블 부위에 톡톡 두드리듯 발라주면 피부가 진정되고 빠르게 회복됩니다. 다만 농도가 높으니 캐리어 오일과 희석해 사용하는 것이 좋아요.

감기로 콧물 흘리고 기침할 때도 티트리 오일이 도움을 줍니다. 뜨거운 물한 그릇에 티트리 오일 2~3방울을 떨어뜨리고 수건을 덮은 뒤 그 향기를 깊

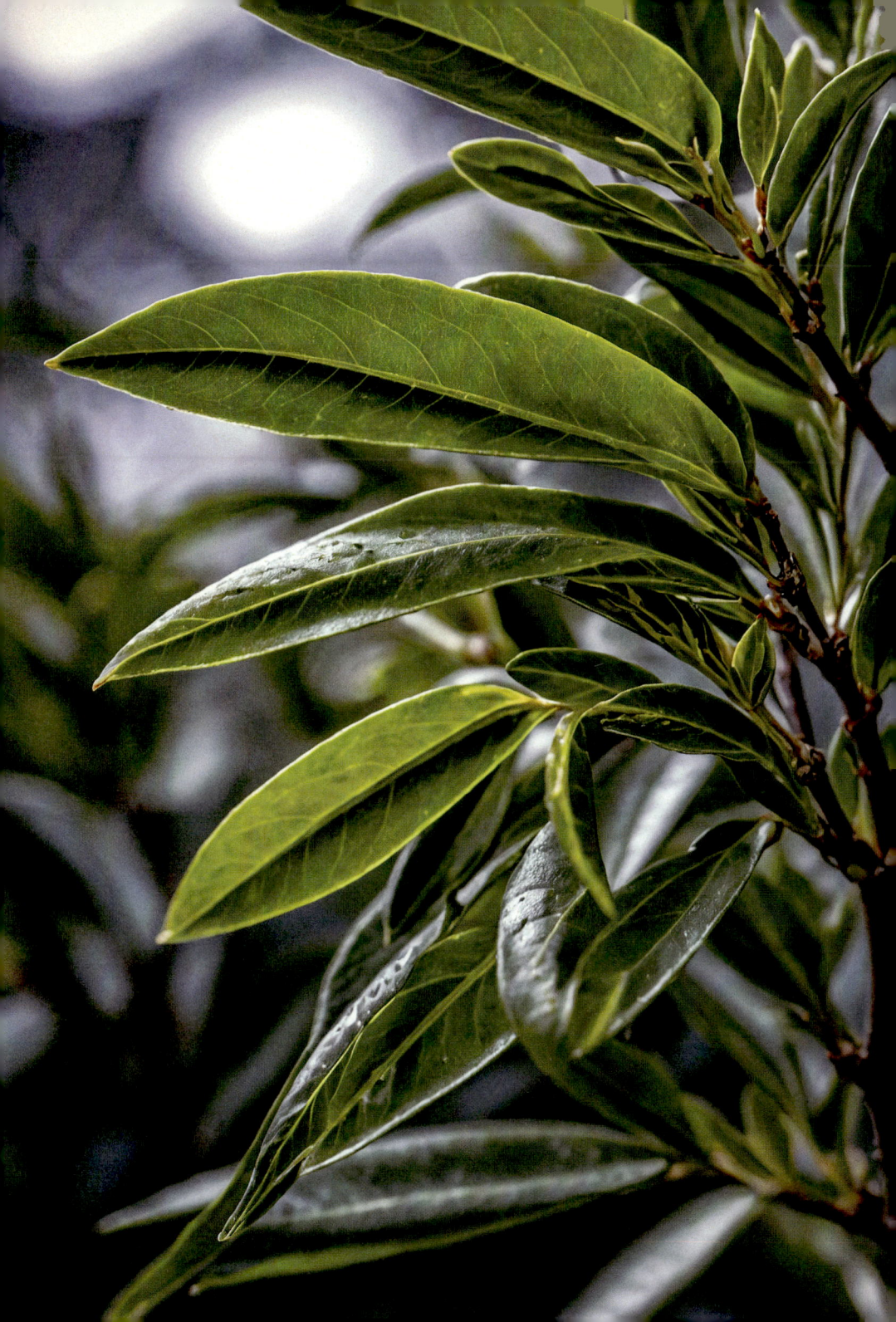

게 들이마시면 코와 기관지가 뻥 뚫리는 느낌을 받을 수 있습니다. 뿐만 아니라 목욕물에 티트리 오일을 풀어 놓으면 근육통 완화에도 효과적이에요.

티트리 오일은 우리 집 구석구석을 깨끗이 만드는 데에도 일등 공신입니다. 다목적 천연 세정제를 만들 때 티트리 오일을 몇 방울 더하면 살균력이 업그레이드됩니다. 욕실과 주방, 창틀 등 곰팡이가 잘 피는 곳은 물과 티트리 오일을 섞은 스프레이를 뿌려두면 효과가 좋아요. 세탁기에 티트리 오일을 떨어뜨리고 빨래하는 것도 빨래 살균에 도움이 됩니다.

뿐만 아니라 디퓨저에 티트리 오일을 떨어뜨려 은은한 향을 내면 집 안 공기를 정화하는 효과도 누릴 수 있습니다. 마치 숲속에서 맑은 공기를 마시는 듯한 기분 좋은 느낌을 받을 수 있죠. 독감이 유행하는 시기에는 예방 차원에서 티트리 오일 디퓨징을 습관화하면 좋습니다.

다만 농도가 높은 에센셜 오일인 만큼 사용할 때는 주의가 필요해요. 피부에 바르기 전 캐리어 오일로 꼭 희석해야 하고, 임산부나 어린 아이가 있는 집에서는 전문가와 상담 후 사용하는 게 안전합니다. 눈에 들어가거나 삼키지 않도록 각별한 주의를 기울여야 합니다.

우리의 일상 속 작은 습관으로 티트리 오일을 활용해 보세요. 아침에 티트리 오일 한 방울을 떨어뜨린 물로 가글하는 것으로 상쾌하게 하루를 시작할 수 있습니다. 저녁에는 티트리 오일을 묻힌 화장솜으로 얼굴을 닦아내 주면 하루 종일 묻은 노폐물과 먼지를 깨끗이 제거할 수 있죠.

숲속 산책 같은 편안함
유칼립투스 에센셜 오일

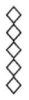

싱그러운 산림욕의 편안함, 유칼립투스 에센셜 오일의 향기로운 매력에 빠져볼까요? 마치 울창한 숲속을 거니는 듯한 청량감과 상쾌함이 온몸을 감싸는 이 오일의 매력, 호흡기 건강 개선에 그 비밀이 숨어있답니다.

유칼립투스는 수천 년 전부터 호주 원주민들에게 감기와 기관지 질환을 다스리는 자연의 선물로 사용되어 왔어요. 그 잎에 가득 품은 치유의 에너지를 우리는 에센셜 오일로 손쉽게 경험할 수 있죠. 맑고 깨끗한 유칼립투스 향기를 들이마시는 순간, 숨 쉬는 것만으로 기분이 맑아지고 건강해지는 기분 좋은 변화를 느낄 수 있어요.

투명하고 옅은 노란빛을 띠는 유칼립투스 에센셜 오일은 독특한 우디향과 상쾌한 민트향이 어우러져 호흡기에 시원함과 청량감을 선사합니다. 특히 주성분인 시네올은 코막힘을 완화하고 기관지 건강에 도움을 주는 것으로 잘 알려졌죠. 1,8-시네올 성분은 점액 분비를 조절하고 기도를 확장시켜 원활한 호흡을 돕는 것은 물론, 호흡기 감염으로부터 우리 몸을 보호해준답니다.

코를 풀어주고 상쾌함을 주는 유칼립투스 오일은 집에서도 손쉽게 활용해 볼 수 있어요. 따뜻한 물 그릇에 유칼립투스 2-3방울을 떨어뜨리고 수건으로 머리를 덮은 채 깊게 들이마시는 거예요. 코 주변과 폐 깊숙이 스며드는 시원한 향기는 콧물과 기침을 완화하고 숨 쉬기 편해지도록 도와준답니다. 하루 2-3회 정도 반복하면 만성 호흡기 질환 개선에도 효과적이죠.

목과 가슴에 유칼립투스 오일을 부드럽게 마사지해주는 것도 좋은 방법이에요. 오일을 피부에 직접 바르기 전에는 꼭 캐리어 오일로 희석해야 자극 없이 사용할 수 있습니다. 코코넛 오일 1스푼에 유칼립투스 2방울 정도 섞은 후 부드럽게 마사지하면 호흡이 한결 편해지는 것을 느낄 수 있어요.

집안 공기를 맑고 신선하게 만들고 싶다면 디퓨저에 유칼립투스 오일을 활용해보세요. 물 100ml당 3-5방울 정도 희석해 사용하면 은은하고 상쾌한 향이 온 집안에 퍼져요. 아이들 방이나 서재 등 집중력이 필요한 곳에서 활용하면 좋아요. 맑은 정신으로 공부와 독서에 더욱 몰입할 수 있게 된답니다.

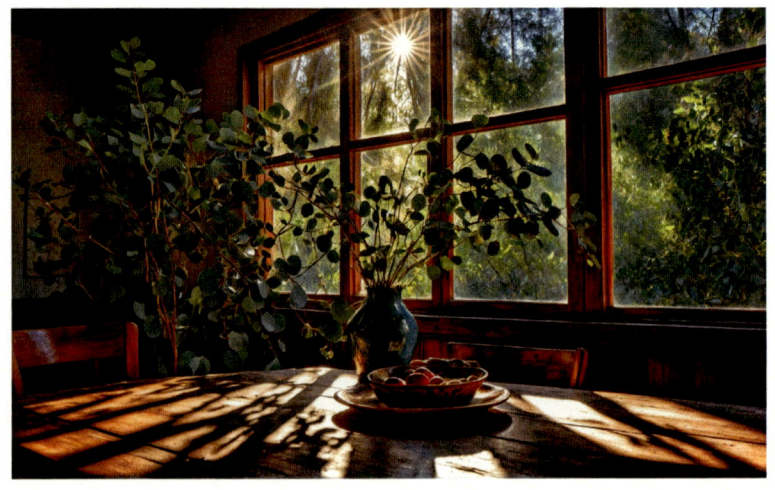

유칼립투스 오일을 목욕물에 풀어 입욕하는 것도 추천할 만해요. 뜨거운 물 반신욕에 유칼립투스 오일 5-10방울을 떨어뜨리면 모공을 열어 혈액순환을 촉진하고 근육의 긴장을 풀어줍니다. 진한 민트향 가득한 입욕 시간은 피로 해소에 그만이죠. 샤워 후 발 마사지에도 활용해보세요. 발바닥과 발가락 사이를 꼼꼼히 마사지하면 상쾌함이 온몸으로 전해집니다.

물론 사용할 때는 주의사항도 꼭 체크해야 해요. 피부가 민감하거나 특정 질환이 있는 분, 임산부와 6개월 미만의 영유아는 전문가와 상담 후 사용하는 게 좋습니다. 또 눈이나 점막에 직접 닿지 않게 주의하시고, 섭취는 삼가는 게 안전해요. 고품질의 순도 높은 오일을 선택하는 것도 중요한 포인트랍니다.

자연의 초록빛 에너지를 듬뿍 담은 유칼립투스 에센셜 오일로 우리 일상에 상쾌한 기운을 불어넣어 보세요. 아침저녁으로 유칼립투스 흡입과 마사지를 해주면 콧속까지 뻥 뚫리는 개운함을 느낄 수 있어요. 집안 곳곳에 퍼지는 숲속의 깨끗한 향기는 우리 몸과 마음에 활력을 선사하죠.

1-2방울의 오일에서 전해지는 자연의 진한 생명력을 느껴보세요. 호흡이 트이고 기분이 맑아지는 힐링의 시간, 지금 바로 시작해보세요. 유칼립투스 에센셜 오일과 함께라면 건강한 숨을 깊게 들이쉴 수 있을 거예요. 우리 몸에 쌓인 toxin은 가볍게 날려버리고, 맑고 상쾌한 하루를 만끽해보세요.

기분 전환이 필요할 때,
오렌지 스위트 에센셜 오일

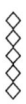

오렌지 에센셜 오일의 상큼하고 달콤한 향기에 빠져보세요. 어둡고 칙칙한 우리 마음에 바람 같은 청량함을 불어넣어 줄 거예요. 무거운 기분을 가볍게 만들고, 지친 일상에 활력을 선사하죠. 마치 햇살 가득한 오렌지 과수원을 거니는 듯한 기분 좋은 느낌, 기대해 보셔도 좋아요.

스위트 오렌지 에센셜 오일은 차가운 압착법으로 오렌지 껍질에서 추출해요. 오렌지 껍질에는 기분을 좋게 만드는 오일 성분이 풍부하답니다. 리모넨, 시트랄, 제라니올 등의 성분이 우리 마음을 편안하게 해주고 긍정적인 기운을 북돋워 주죠. 리모노이드와 플라보노이드 성분은 스트레스와 불안감을 해소하는 데에도 일조한답니다. 무기력하고 우울한 기분에 시달릴 때, 스위트 오렌지 오일의 상쾌함을 빌려보세요. 오렌지 오일의 향기는 코를 통해 후각 신경을 자극하고, 뇌의 변연계를 활성화시켜요. 우울한 감정을 해소하고 기분을 좋게 만드는 세로토닌이라는 신경전달물질의 분비를 촉진한답니다. 덕분에 밝고 긍정적인 감정 상태를 되찾을 수 있죠. 건강한 성인을 대상으로 한 연구에서도, 스위트 오렌지 오일 흡입 후 우울감과 불안감이 눈에 띄게 개선되었다고 해요.

기분 전환과 함께 원기 회복도 필요하다면, 스위트 오렌지 에너지 부스터를 활용해보세요. 상큼한 오렌지와 페퍼민트 에센셜 오일을 블렌딩해서 만드는 마사지 오일이에요. 발바닥이나 관자놀이, 손목 등 맥박이 느껴지는 곳을 부드럽게 마사지 해보세요. 피로가 싹 가시고 활력이 되살아나는 게 느껴질 거예요. 블렌딩 비율은 스위트 오렌지 오일 6방울, 페퍼민트 오일 2방울, 코코넛 오일 혹은 코코넛 오일 10ml면 충분해요. 기분 좋은 아로마 마사지로 에너지를 재충전하고 상쾌한 느낌을 만끽해 보세요.

간단하게 기분 전환을 하고 싶다면, 스위트 오렌지 룸 스프레이를 활용해도 좋아요. 스위트 오렌지 오일 15방울, 자몽 오일 10방울, 레몬 오일 5방울을 60ml 정도의 증류수에 섞어서 잘 흔들어 주기만 하면 끝! 방 안이나 베

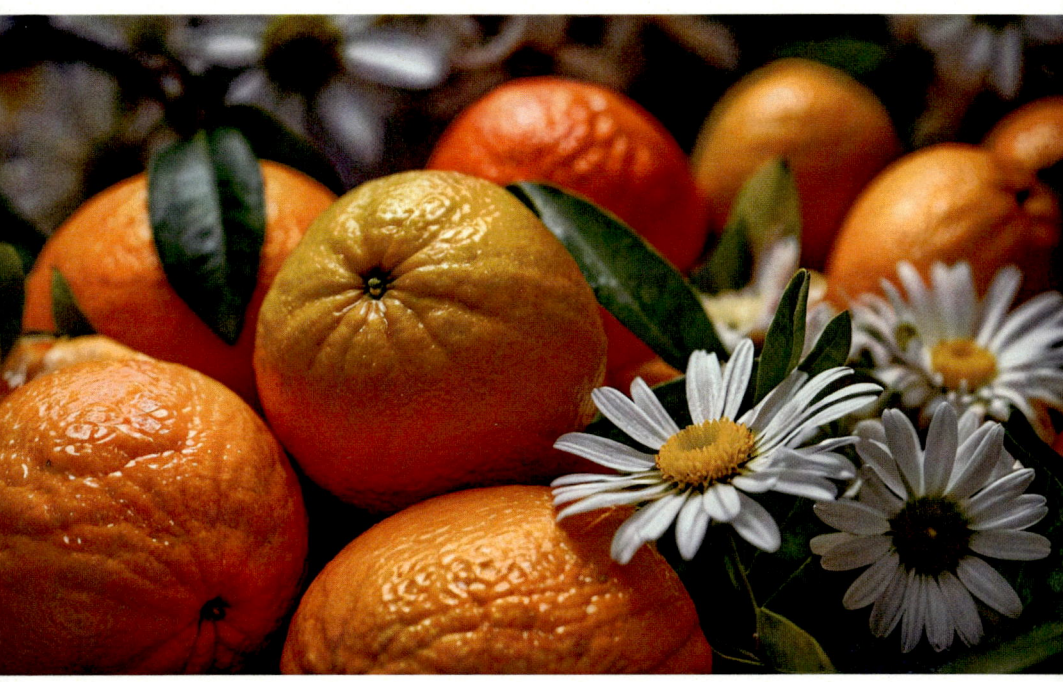

개, 커튼에 가볍게 스프레이 해보세요. 상큼 달콤한 시트러스 향이 공간에 생기를 불어넣어 줄 거예요. 아침에 침대에서 일어나자마자 뿌리면, 상쾌한 향기와 함께 하루를 시작할 수 있답니다.

스위트 오렌지 에센셜 오일은 공간의 무드를 바꾸는 데에도 제격이에요. 아로마 디퓨저에 물을 채우고 스위트 오렌지 오일 5방울, 자몽 오일 3방울, 베르가못 오일 2방울을 떨어뜨려보세요. 버튼을 눌러 은은한 향을 퍼뜨리면, 침울하고 가라앉은 분위기가 화사하게 변하는 걸 경험할 수 있어요. 상쾌한 오렌지 과수원에 온 듯한 느낌으로 기분이 한결 밝아질 거예요.

상큼한 오렌지의 생기 넘치는 에너지로 무장하고 도전해보세요. 무기력한 날, 울적한 날, 스위트 오렌지 에센셜 오일이 기분 전환을 도와줄 테니까요. 과하게 힘줄 필요 없어요. 코를 통해 한 숨 깊이 들이마시는 것만으로도, 우리 안의 긍정 에너지를 깨우는 건 충분하답니다.

로맨틱한 플로럴 에센셜 오일

◇
◇
◇

장미, 일랑일랑, 라벤더 – 이 세 가지 매혹적인 꽃향기는 로맨스, 평온함, 관능미를 자아냅니다. 마치 동화 속 정원에서 따 온 향기로운 꽃다발처럼, 이 에센셜 오일들은 우리를 사랑과 휴식의 세계로 데려갈 수 있는 힘이 있습니다.

꽃의 여왕, 장미

장미 에센셜 오일의 달콤하고 우아한 향기는 사랑하는 이의 따뜻한 포옹 같습니다. 로사 다마스케나의 꽃잎에서 추출된 이 귀중한 오일은 수세기 동안 마음을 달래고 영혼을 고양시키는 능력으로 사랑받아 왔죠. 장미 향을 들이마시면 스트레스와 불안이 사라지고 사랑, 위안, 감정의 균형이 찾아옵니다.

아로마 테라피에서 장미 에센셜 오일은 자기 사랑과 연민을 촉진하는 데 자주 사용됩니다. 그 따스한 향기는 우리에게 소중한 친구를 대하듯 자신을 친절과 관심으로 대하라고 상기시켜 줍니다. 희석된 장미 오일을 맥박이 뛰는 곳에 바르거나 따뜻한 목욕물에 몇 방울 떨어뜨리는 것은 자기 관리의 편안한 의식을 만들어 줄 수 있어요. 이는 우리가 긴장을 풀고 내면의 자아와 다시 연결되는 데 도움이 됩니다.

또한 장미 에센셜 오일은 피부에 좋은 성분으로 유명합니다. 항산화제와 항염증 화합물이 풍부해 피부를 회복시키고 영양을 공급하여 잔주름을 줄이고 젊고 빛나는 피부결을 촉진하죠. 장미 성분이 함유된 고급스러운 페이셜 세럼이나 보습제는 피부 관리 루틴에 기쁨을 더해주는 훌륭한 선택이 될 수 있어요. 피부를 건강하고 활력 있게 가꿔 줍니다.

관능적인 유혹, 일랑일랑

이국적이고 꽃향기 나는 일랑일랑 에센셜 오일의 향기는 우리에게 억압을 버리고 관능적인 본성을 받아들이라고 속삭이는 듯합니다. 카낭가 오도라타 나무의 별 모양 꽃에서 얻은 이 황홀한 오일은 열정을 불러일으키고 욕망을 일깨우는 것으로 알려져 있죠.

연애의 영역에서 일랑일랑 에센셜 오일은 종종 천연 최음제로 사용됩니다. 그 매혹적인 향기는 친밀감과 관능미의 분위기를 조성하는 데 도움이 되어 연인과의 로맨틱한 저녁에 이상적인 선택이 될 수 있어요. 디퓨저나 마사지 블렌딩 오일에 일랑일랑 오일을 몇 방울 떨어뜨리는 것은 사랑과 교감의 분위기를 만드는 데 도움이 됩니다.

사랑을 부르는 특성 외에도 일랑일랑 에센셜 오일은 마음과 감정을 진정시키고 고양시키는 효과로도 높이 평가받습니다. 그 달콤하고 꽃향기 나는 아로마는 스트레스, 불안, 긴장감을 완화하고 휴식과 행복감을 증진시킬 수 있죠. 감정적 격변기나 내면의 평화와 균형을 찾아야 할 때 일랑일랑 향을 들이마시는 것이 특히 도움이 될 수 있습니다.

편안한 자장가, 라벤더

부드러운 자장가처럼 라벤더 에센셜 오일의 은은하고 허브향 나는 아로마는 마음과 몸을 진정시키는 효과가 있어요. 라반둘라 앙구스티폴리아 식물의 향기로운 꽃에서 추출한 이 사랑받는 오일은 긴장을 풀고 스트레스를 줄이며 수면의 질을 높이는 능력으로 유명합니다.

라벤더 에센셜 오일의 편안한 향기는 침실에서 평화롭고 안락한 분위기를 조성하는 데 훌륭한 도우미가 될 수 있습니다. 디퓨저에 라벤더 오일을 몇 방울 떨어뜨리거나 베개에 한 방울 뿌리는 것은 깊고 편안한 잠을 유도하는 진정 분위기를 만드는 데 도움이 되죠. 불면증이나 불안으로 고생하는 분들에게 라벤더의 위로가 되는 아로마는 긴장을 풀고 평화롭게 잠들게 하는 자연스럽고 효과적인 방법이 될 수 있어요.

라벤더 에센셜 오일은 또한 근육통을 완화하고 몸의 긴장을 풀어주는 것으로 널리 사용됩니다. 소염과 진통 특성 덕분에 마사지 블렌딩 오일이나 입욕제에 좋은 첨가물이 되어 통증을 완화하고 이완감과 행복감을 촉진하죠. 힘든 하루의 일이나 운동 후에 라벤더 마사지나 목욕은 육체적, 정신적 스트레스를 해소하는 천국 같은 방법이 될 수 있답니다.

진정 효과 외에도 라벤더 에센셜 오일은 피부를 진정시키는 특성으로도 알려져 있어요. 부드럽고 영양을 공급하는 특성 덕분에 민감하거나 자극받은 피부에 이상적인 선택이 되어 붉어짐과 염증을 줄이는 데 도움이 됩니다. 라벤더 오일을 캐리어 오일이나 보습제에 몇 방울 더하면 피부를 부드럽고 매끄럽게 가꿔주는 진정 및 치유 블렌딩이 만들어지죠.

로맨스와 휴식의 조화로운 블렌딩

장미, 일랑일랑, 라벤더의 매혹적인 꽃향기는 아로마의 조화 속에서 더욱 사랑스러워집니다. 이 에센셜 오일들을 다양한 비율로 블렌딩하여 개인의 취향과 기분에 맞는 맞춤형 향기를 만들 수 있어요.

로맨틱하고 관능적인 분위기를 위해 디퓨저나 마사지 오일에 일랑일랑 2방울, 장미 1방울, 라벤더 1방울을 블렌딩해보세요. 이 매력적인 조합은 열정과 친밀감의 분위기를 조성하는 동시에 감정의 균형과 행복감을 촉진할 수 있죠.

편안하고 기분 좋은 느낌을 위해서는 입욕제나 바디오일에 라벤더 3방울, 장미 1방울, 일랑일랑 1방울을 섞어보는 것이 좋아요. 이 진정 효과 있는 블렌딩은 스트레스와 긴장감을 녹이고 몸과 마음을 편안하고 생기 있게 만들어줍니다.

에센셜 오일을 블렌딩할 때는 소량으로도 강력한 효과가 있다는 점을 기억해야 해요. 이 강력한 식물 에센스는 고농축 제품이라 아로마 효과를 경험하는 데 단 몇 방울만으로 충분하죠. 또한 피부 자극이나 민감 반응을 예방하기 위해 피부에 바르기 전 에센셜 오일을 반드시 캐리어 오일로 희석해야 합니다.

아로마 테라피는 우리의 감정적, 신체적 건강을 향상시키는 아름답고 효과적인 방법이에요. 장미, 일랑일랑, 라벤더의 로맨틱한 꽃향기는 아로마 테라피스트의 도구 상자에서 가장 사랑받고 활용도 높은 오일 중 하나입니다. 우리가 로맨스와 관능미의 분위기를 연출하고 싶을 때나 단순히 긴장을 풀고 스트레스를 해소하고 싶을 때, 이 매혹적인 에센셜 오일들이 우리를 사랑과 휴식, 내적 평화의 세계로 데려다줄 거예요.

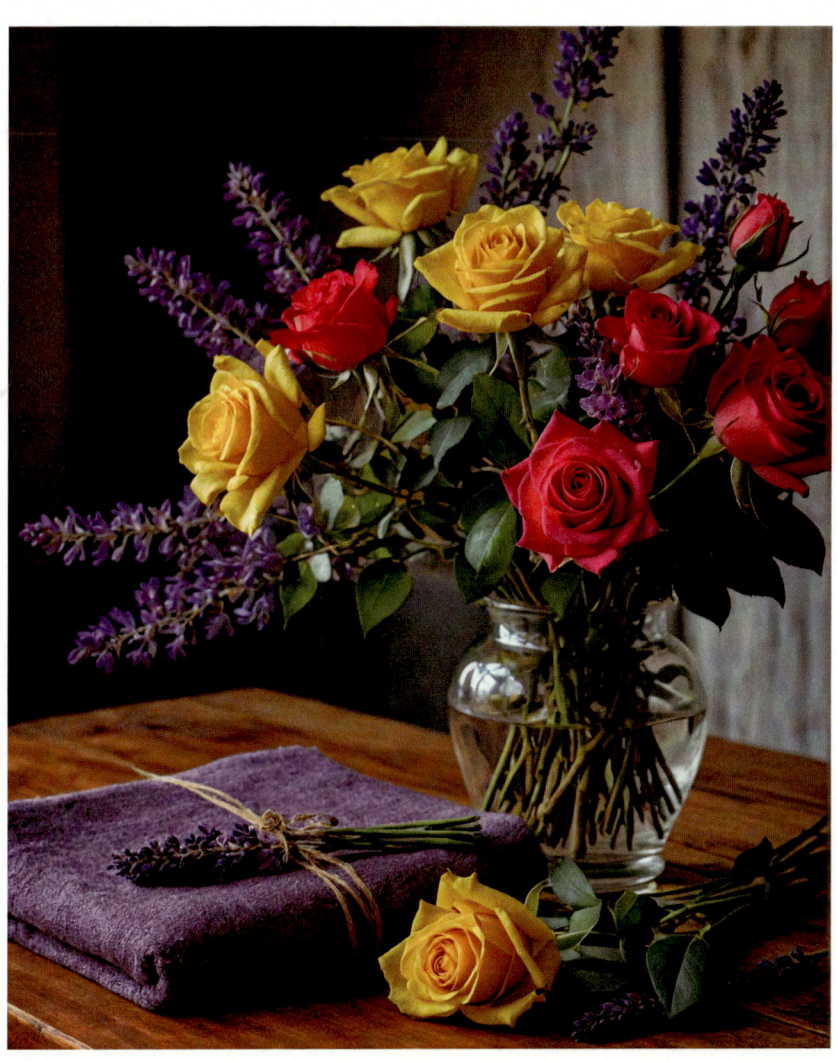

PART 8

이 것만은
주의하세요!

아로마 테라피
이 것만은 주의하세요!

◇
◇
◇
◇
◇

시트러스 에센셜 오일의 상큼함에 매료되어 베르가못, 자몽, 레몬, 오렌지, 라임 오일을 피부에 듬뿍 발라본 경험, 혹시 있으신가요? 자칫 무심코 넘길 수 있는 작은 실수가 돌이킬 수 없는 결과를 초래할 수 있습니다. 상큼한 오일의 향기에 이끌려 무방비로 햇살 아래 노출된 피부는 심각한 화상을 입을 수 있기 때문이죠.

시트러스 오일에 함유된 푸라노쿠마린이라는 성분 때문인데요, 이 성분은 자외선에 노출되면 멜라닌 색소를 활성화시켜 기미, 주근깨를 만들고 피부 손상을 일으킬 수 있습니다. 마치 레몬즙을 머리카락에 바르고 강한 햇빛 아래 있으면 하이라이트 효과가 나타나는 것과 비슷한 이치죠. 시트러스 오일을 피부에 바르고 야외 활동을 할 경우 이런 광과민성 반응이 나타날 수 있으므로 주의가 필요합니다.

특히 시트러스 오일 중에서도 베르가못 오일은 푸라노쿠마린 함량이 가장 높아 광독성이 강하기 때문에 반드시 주의해야 합니다. 자몽, 레몬, 라임 오일도 마찬가지예요. 이런 시트러스 오일들은 피부에 바르기보다는 디퓨저를 활용해 은은한 향을 맡는 것이 안전합니다. 오렌지 스위트나 만다린 오일은 상대적으로 광과민성이 낮아 안심하고 사용할 수 있죠.

농축된 에센셜 오일의 강력한 힘을 온전히 느끼기 위해서는 반드시 희석하는 과정이 필요합니다. 오일의 순도가 높고 고갈돼 있을수록 피부에 직접 바르기엔 자극이 셀 수밖에 없죠. 마치 진한 커피를 마실 때 우유나 물을 타서 마시는 것처럼 말이에요.

오일마다 적정 희석 비율이 있는데, 피부가 민감한 분들은 더 높은 비율로 희석하는 것이 좋습니다. 오일의 농도를 맞추는 캐리어 오일로는 스위트 아몬드 오일, 코코넛 오일, 분획 코코넛 오일 같은 베이스 오일이 적합해요. 오일의 점도와 피부에 대한 친화력, 보습력 등을 고려해 베이스 오일을 선택하고 적절히 블렌딩하는 게 중요합니다.

희석된 오일의 농도를 정확히 맞추기 위해서는 유리 스포이드나 오일용 디스펜서를 활용하는 것이 좋아요. 블렌딩 시에는 에센셜 오일과 베이스 오일을 잘 섞이도록 충분히 흔들어주는 게 포인트! 사용하기 전에는 반드시 피부에 소량 테스트를 해보고, 민감 반응이 없는지 확인하는 습관을 들이세요. 블렌딩한 오일은 밀폐력이 좋은 유리병에 담아 서늘하고 어두운 곳에 보관하고, 적당량만 만들어 신선할 때 사용하는 게 좋습니다.

에센셜 오일은 우리 몸에 좋은 영향을 줄 수 있지만, 섭취하는 약물과 상호작용을 일으킬 수 있다는 점, 알고 계셨나요? 에센셜 오일의 성분 중 일부는 간에서 약물을 대사시키는 CYP450 효소의 활성을 억제하거나 유도할 수 있어요. 예를 들면 자몽 오일은 CYP450 효소를 억제해 약물 대사를 방해할 수 있고, 이는 체내 약물 농도를 높여 부작용 위험을 증가시킵니다.

반대로 라벤더 오일은 CYP450 효소를 유도해 약물 대사를 촉진시킬 수 있어요. 이 경우 약효가 감소할 수 있죠. 특히 항응고제, 당뇨병 약물, 항우울제 등을 복용 중이라면 에센셜 오일 사용에 더욱 주의를 기울여야 합니다. 에센셜 오일과 약물을 함께 사용해야 할 때는 전문 의료진과 상담을 통해 안전한 사용 방법을 파악하고, 적정 농도로 희석해 사용하는 것이 현명한 방법입니다. 자연의 선물인 에센셜 오일과 현대 의학의 산물인 약물, 둘의 조화로운 공존을 위해서는 세심한 주의가 필요해요.

곱디고운 아기 피부는 에센셜 오일에도 민감하게 반응할 수 있어 더욱 조심스러운 선택이 필요합니다. 강력한 에센셜 오일을 아기 피부에 직접 사용하는 것은 자극적일 수 있기에 반드시 피해야 해요. 대신 아기 전용으로 설계된 에센셜 오일 블렌드와 제품을 선택하는 것이 안전합니다. 캐리어 오일로 충분히 희석하고, 소량 테스트 후 사용하는 것은 기본 중의 기본! 아기 피부에 사용할 때는 성인의 절반 정도로 더 묽게 희석해 주는 것이 좋아요.

디퓨저를 활용하여 은은한 향을 맡게 하는 것은 좋은 방법이 될 수 있어요. 단, 수유 중이거나 천식 등 호흡기 질환이 있는 아기라면 반드시 전문의와 상담 후 사용 여부를 결정해야 합니다. 12개월 미만의 영아기에는 가급적 에센셜 오일 사용을 자제하고, 아이의 건강 상태를 면밀히 모니터링하며 사용량과 농도를 조절해야 해요.

에센셜 오일에 대한 알레르기 반응도 주의 깊게 살펴봐야 할 부분입니다.

피부 발진, 가려움, 붓기부터 심한 경우 호흡곤란, 아나필락시스 쇼크까지 다양한 증상이 나타날 수 있거든요. 에센셜 오일을 사용하고 피부 트러블이 생겼다면 즉시 사용을 중단하고 피부과 전문의의 진료를 받아보세요.

알레르기 증상이 의심될 때는 항히스타민제를 복용하거나 스테로이드 연고를 발라 증상을 완화할 수 있어요. 심한 알레르기 반응이 나타났을 때는 주저 없이 응급실로 향해야 합니다. 알레르기 악화 방지를 위해 주의사항과 대처법을 정리한 응급상황 대응 카드를 준비해두는 것도 좋은 방법이에요. 의사와의 상담을 통해 알레르기 검사와 적절한 치료 방법을 찾는 노력도 필요하죠.

아로마 테라피를 일상에 들이는 건 마치 삶의 여백을 아름답게 채색하는 것과 같아요. 자연이 우리에게 선사한 에센셜 오일의 선물을 온전히 누리려면 안전하고 현명한 사용법을 익혀야 합니다. 오일의 특성과 인체에 미치는 영향을 잘 이해하고, 개인의 체질과 건강 상태에 맞게 활용하는 지혜가 필요하죠.

오일을 고를 때는 품질이 검증되고 신뢰할 수 있는 제품을 선택하고, 사용할 때는 충분히 희석하고 소량 테스트를 거쳐 피부 민감도를 확인하는 절차를 잊지 마세요. 에센셜 오일과 병용 약물의 상호작용, 광독성, 임신과 수유, 영유아 사용 시 주의사항 등 안전 수칙도 꼭 기억해 두어야 해요. 무엇보다 우리 몸의 반응에 귀 기울이며 에센셜 오일과 친밀하게 교감하는 것이 중요합니다.

피부에 직접 바르면 안 돼요,
원액 사용 주의!

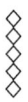

에센셜 오일은 우리에게 자연의 아름다움과 치유의 선물을 전해주지만, 강력한 성분만큼 사용 시 주의가 필요합니다. 천연 성분이라고 해서 무조건 안전한 것은 아닙니다. 에센셜 오일을 피부에 직접 바르는 것은 자극을 일으킬 수 있어 피해야 합니다. 원액을 그대로 사용하게 되면 붉어짐, 가려움, 부어오름, 심한 경우 물집이나 통증까지 유발할 수 있습니다.

마치 장미 꽃다발에 얼굴을 깊이 묻고 들이마시지 않듯, 에센셜 오일도 부드러운 손길과 신중한 접근이 필요해요. 불에 직접 손을 데지 않고 적당한 거리를 두는 것처럼, 에센셜 오일의 강력한 성분을 피부가 직접 마주하지 않도록 희석해서 사용하는 것이 안전합니다.

에센셜 오일을 안전하게 사용하는 황금률은 바로 '희석'에 있습니다. 코코넛 오일, 코코넛 오일, 아몬드 오일 같은 캐리어 오일에 소량의 에센셜 오일을 섞어 사용하면 훨씬 순하게 작용합니다. 진한 주스를 마실 때 물을 타서 마시면 부담 없이 즐길 수 있는 것과 같은 이치죠.

그런데 희석을 했다고 해서 모두에게 안전한 것은 아닙니다. 특히 민감성 피부나 알레르기가 있다면 더욱 조심해야 해요. 한 사람에게 무해할 수 있는 것이 다른 이에겐 자극이 될 수 있으니까요. 이럴 때는 패치 테스트가 필수입니다. 희석한 오일을 팔 안쪽이나 귓볼 뒤에 소량 발라본 뒤 24~48시간 지켜보면 유해 반응 여부를 확인할 수 있습니다. 간단하지만 큰 피해를 예방할 수 있는 중요한 과정이에요. 물론 피부에 바르지 않고 아로마의 힘을 빌리는 방법도 있습니다. 물에 희석해 공간을 은은한 향으로 채우는 디퓨징, 따뜻한 물에 에센셜 오일을 떨어뜨려 즐기는 아로마 배스, 코를 가까이 댄 휴지나 코튼볼에 떨어뜨려 심호흡하는 흡입법 등 피부 자극 걱정 없이 아로마 테라피를 즐기는 방법은 다양합니다.

개별 에센셜 오일이 지닌 고유의 특성과 주의사항을 아는 것도 중요해요. 꽃밭에 핀 수많은 꽃이 모두 다른 모습과 이야기를 간직하듯, 에센셜 오일도 각자만의 장점과 사용법이 있습니다. 라벤더, 카모마일은 피부 진정에 도움이 되는 반면 시나몬, 클로브는 자극적일 수 있어요. 레몬, 베르가못 같은 시트러스 오일은 자외선에 민감해지므로 주의가 필요하죠. 임신이나 특정 질환이 있다면 사용을 피하거나 전문가와 상담이 필요할 수도 있습니다.

이런 정보들을 익히는 일은 정원사가 식물의 습성을 배우며 건강한 정원을 가꾸는 것과 같아요. 에센셜 오일과 조화로운 관계를 맺기 위해 우리는 배움에 열린 자세로 겸손과 지혜를 갖춰야 합니다. 전문가의 조언에 귀를 기울이고, 몸의 반응에 귀 기울이며, 경외심을 갖고 에센셜 오일을 대하는 것. 그것이 건강한 아로마 테라피의 시작점이 될 거예요.

우리의 피부는 연약하고 소중합니다. 강력한 에센셜 오일의 힘을 피부가 직접 감당하게 하기보다, 안전하고 현명한 방법으로 아로마의 선물을 누리는 것이 중요해요. 에센셜 오일의 놀라운 효과를 포기하지 않으면서도 피부를 지킬 수 있는 방법. 바로 세심한 주의와 정직한 사용법에 있습니다.

그 방법을 터득한다면 우리는 자연이 허락한 아름다운 향기를 안전하게 즐길 수 있을 거예요. 에센셜 오일이 주는 이로움을 삶에 스며들게 하면서도 소중한 피부는 든든하게 지킬 수 있습니다. 우리 피부와 에센셜 오일이 행복한 동행을 이어갈 수 있도록, 앎의 힘으로 균형과 조화를 이루는 아로마 라이프를 그려봅니다.

반드시 패치 테스트 하고 사용하기

에센셜 오일의 아름다운 향기와 함께 패치 테스트의 중요성을 다시 한번 생각해 보게 되네요. 자연이 선사한 귀한 선물인 에센셜 오일도 개인의 체질과 특성에 따라 피부 자극을 일으킬 수 있기에, 사용 전 꼭 패치 테스트를 해봐야 합니다.

팔 안쪽이나 귀 뒤처럼 민감한 부위에 소량의 오일을 발라 최소 24시간 이상 지켜보는 것, 잊지 마세요. 발적, 가려움, 따가움 등 경미한 자극은 흔히 나타날 수 있지만, 심한 가려움과 부종, 수포 등 알레르기 반응으로 의심되는 증상이 보인다면 즉시 의료진의 도움을 받아야 합니다.

패치 테스트는 피부 자극을 미리 방지하고, 숨겨진 알레르기 위험을 확인하는 에센셜 오일 사용의 첫걸음이랍니다. 에센셜 오일의 종류와 농도, 희석 비율, 도포 부위, 사용 시간 등을 꼼꼼히 기록해 두는 습관도 들이면 좋겠죠.

특히 민감성 피부라면 더욱 세심한 주의가 필요해요. 일반 피부보다 더 묽은 농도인 1% 정도로 희석해 사용하고, 관찰 기간도 24시간 이상으로 늘리는 게 좋습니다. 자외선은 피부 자극을 악화시킬 수 있으니, 패치 테스트 후 최소 24시간은 테스트 부위에 햇빛이 닿지 않도록 주의하세요.

그래도 불안하다면 피부과 전문의와 상담을 받아보는 것도 방법이에요. 고품질의 에센셜 오일을 선택하고, 단일 오일부터 천천히 테스트해 보는 것도 부작용을 최소화할 수 있는 현명한 선택이 될 거예요.

향기로운 아로마 테라피 라이프에서 무엇보다 소중한 것은 바로 우리 자신의 건강과 안전입니다. 최선의 주의를 다해 패치 테스트를 실천하고, 피부가 에센셜 오일을 온전히 받아들일 수 있도록 정성을 다해 보살펴 주세요. 나에게 맞는 에센셜 오일을 찾는 기쁨, 그 오일이 주는 놀라운 향기의 힘을 경험하게 될 거예요.

고양이에게는 에센셜 오일 금물!

◇
◇
◇
◇

반려동물과 함께하는 행복한 일상, 그러나 동물 친구들에게 해로울 수 있는 에센셜 오일의 위험성을 간과하고 계시진 않나요? 에센셜 오일은 인간에게는 놀라운 치유의 힘을 선사하지만, 우리 곁의 소중한 반려동물들에게는 치명적일 수 있습니다.

고양이와 강아지는 사람보다 훨씬 예민한 후각을 가지고 있어, 에센셜 오일의 강력한 향기 성분에 쉽게 자극받을 수 있죠. 호기심 많은 우리 아이들이 오일을 핥거나 흡입하는 사고는 응급실행으로 직결되기도 합니다. 책임감 있는 반려인이 되기 위해서는 에센셜 오일의 잠재적 위험성을 인지하고, 중독 증상을 파악하며, 사고 예방을 위한 대책 마련이 필수적입니다. 마치 아기를 위해 육아용품을 안전하게 관리하듯, 반려동물을 위한 아로마 테라피도 세심한 주의가 필요합니다.

반려동물에게 치명적일 수 있는 에센셜 오일로는 티트리, 페니로열, 동백나무, 시트러스 오일 등이 있습니다. 이러한 강력한 오일 성분은 흡입, 섭취, 피부 접촉만으로도 심각한 부작용을 일으킬 수 있죠. 침 흘림, 호흡 곤란, 근력 저하, 구토, 입과 발에 화학적 화상 등의 징후를 보인다면 즉시 수의사나 동물 중독 관리 센터에 연락해야 합니다. 신속한 대처가 반려동물의 생명을 구할 수 있습니다.

다행히도 반려동물의 안전을 위협하지 않으면서 아로마 테라피를 즐길 수 있는 방법은 다양합니다. 가장 확실한 해결책은 고양이가 있는 집에서는 아예 에센셜 오일을 사용하지 않고, 강아지가 있다면 철저한 환기와 함께 제한적으로 활용하는 것입니다. 대신 자신의 피부에 묽게 희석한 반려동물용 에센셜 오일을 발라보거나, 건조한 허브를 사방에 두는 것도 좋은 방법이에요. 진정 효과가 있는 허브차를 마시는 것 역시 대안이 될 수 있죠.

에센셜 오일 디퓨저를 사용하고 싶다면, 반려동물이 접근할 수 없는 독립된 공간에서 짧은 시간 동안만 작동시키세요. 사용 후에는 깨끗이 세척하고, 우발적 사고를 방지하기 위해 오일 병은 안전한 곳에 보관해야 합니다. 오일을 만진 뒤에는 반드시 손을 씻어 반려동물에게 묻지 않도록 주의하는 센스도 필요하죠. 이렇듯 현명한 예방책을 통해 우리는 반려동물과 사람 모두 건강하고 행복하게 공존할 수 있습니다.

고양이를 비롯한 반려동물에게 치명적인 천연 에센셜 오일의 위험성에 대해 자세히 알아보겠습니다.

에센셜 오일이 지닌 강력한 식물 화합물의 고농축 상태는 우리의 소중한 반려동물에게는 독이나 다름없습니다. 호기심 가득한 고양이와 강아지는 코나 입으로 에센셜 오일을 탐색하곤 하는데, 이는 간 손상부터 폐 부종, 심지어 사망에 이르게 할 수도 있죠. 특히 페놀류, 케톤류, 모노테르펜류 등의 화학 물질이 풍부한 오일이 가장 위험한데, 바로 이 성분들이 독특한 향과 효능을 내는 주범이기도 합니다.

반려동물 곁에는 절대 두어서는 안 될 최악의 에센셜 오일로는 다음과 같은 것들이 있습니다.

에센셜 오일	위험요인
페니로열 오일	간 손상과 발작을 유발할 수 있는 치명적인 독성
티트리(멜라루카) 오일	섭취 시 중독되고 신경계 이상 증상
동백나무, 자작나무 오일	살리실산염 성분으로 위장 손상
시트러스 오일(오렌지, 레몬, 라임, 베르가못)	점막과 피부, 눈에 심한 자극 유발
소나무, 삼나무 오일	알레르기 반응이나 호흡기 질환 유발 가능성
정향, 백리향, 오레가노, 시나몬 껍질 오일	항균 작용으로 장내 유익균 파괴
일랑일랑, 페퍼민트 오일	신경계 흥분 유발 물질 함유

즉, 아기에게 먹이지 않을 오일은 반려동물에게도 해롭다고 봐야 합니다. 에센셜 오일 사용과 관련해서는 수의사와 상담하시는 것이 가장 안전해요. 동물 친화적인 제품을 선택하고 희석 방법을 배운다면, 온 가족이 아로마의 은혜를 만끽할 수 있을 거예요.

혹시 우리 집 고양이나 강아지가 이상한 행동을 보이진 않나요? 에센셜 오일 중독의 위험 신호를 알아봅시다.

언제나 세심하게 아이들을 살피는 당신, 혹시 반려동물들이 에센셜 오일을 섭취했을 때의 증상도 알고 계시나요? 반려동물이 에센셜 오일에 노출되었을 때 곧바로 알아채 신속히 대처한다면, 위험한 상황을 막을 수 있답니다. 에센셜 오일 중독의 경고 신호를 꼭 숙지해 두세요.

호흡기 증상
- 천명, 기침 또는 숨 가쁨
- 빠르고 얕은 호흡 또는 호흡 곤란
- 오일 흡인으로 인한 흡인성 폐렴

소화기 증상
- 과도한 침 흘림이나 입에 거품
- 구토나 설사(때로는 피 섞인)
- 먹거나 마시기를 거부
- 배 통증과 압통

신경계 이상 증상
- 현기증, 방향감각 상실, 운동실조
- 근육 떨림이나 발작
- 극심한 무기력이나 반응 없음

피부와 눈의 자극 증상
- 붉고 염증이 생긴 피부나 화학적 화상
- 두드러기, 발진 또는 가려운 부분(특히 배쪽)
- 입술, 혀, 목구멍, 눈꺼풀의 부종
- 찡그린 눈이나 눈을 긁적거림

이런 증상이 보이면, 즉시 반려동물을 오일이 있던 곳에서 떼어내고 수의

사나 동물 중독 관리 센터에 연락하세요. 피부나 털에 묻은 오일은 미지근한 물과 순한 비누로 씻어내야 합니다. 오일 섭취가 의심된다면 토하게 하지 말고, 전문가의 지시를 기다리는 동안 호흡과 전신 상태를 면밀히 관찰해 주세요.

물론 사고 예방이 최선의 치료법이죠. 매번 사용한 에센셜 오일 병은 꼭 닫아 반려동물이 접근할 수 없는 높은 곳에 보관하시고, 오일의 강한 잔향이 남아 있어도 아이들에게 영향을 줄 수 있다는 점을 기억하세요. 의심스러운 성분이 있다면 아예 사용을 피하시는 게 상책입니다. 당신의 세심한 보살핌이 있어 반려동물도 건강하고 행복하게 살 수 있답니다.

대부분의 경우 발 빠른 대처만으로도 에센셜 오일 사고는 막을 수 있습니다. 안전한 사용법을 숙지하시고, 반려동물의 건강 상태에 늘 주의를 기울이세요. 수의사와 긴밀히 소통하며 맞춤형 아로마 테라피 팁을 얻는 것도 현명한 방법이에요. 무엇보다 당신의 사랑하는 마음이 반려동물에게 가장 든든한 치료제가 될 거예요. 앞으로도 반려동물들과 건강하고 향기로운 추억 쌓으시길 바랍니다.

에센셜 오일, 임신 중에는 조심조심!

◇
◇
◇
◇
◇

임신은 여성에게 있어 가장 특별하고 소중한 시간입니다. 새 생명을 품은 엄마의 몸과 마음은 세심한 보살핌이 필요한데요, 그럴 때 아로마 테라피가 좋은 방법이 될 수 있습니다. 하지만 에센셜 오일은 강력한 작용을 하므로 임신 중에는 사용에 각별한 주의가 필요합니다. 오늘은 임신부를 위한 에센셜 오일 가이드라인에 대해 자세히 알아보겠습니다.

임신 초기 3개월 동안은 안정이 무엇보다 중요한 시기입니다. 호르몬 변화로 예민해진 임산부의 몸은 자극에 민감하게 반응할 수 있으므로 에센셜 오일 사용은 가급적 피하는 것이 좋습니다. 부득이하게 사용해야 한다면 전문가와 상담 후 소량으로 활용해야 합니다.

임신 중기 이후에는 비교적 안정된 시기지만 에센셜 오일은 여전히 주의해서 사용해야 합니다. 안전하다고 알려진 오일이라도 피부에 직접 바르기보다는 반드시 캐리어 오일로 희석해서 사용하는 것이 좋습니다. 배와 가슴 부위는 자극이 될 수 있으니 마사지할 때 피해야 합니다. 입덧이 심할 때는 레몬, 베르가못 등의 상큼한 시트러스 계열 오일을, 부종이 있을 때는 사이프러스나 주니퍼베리 오일을 발 마사지에 활용하면 도움이 됩니다.

임신 중에는 자궁 수축을 유발하거나 태아에게 해로울 수 있는 에센셜 오일은 절대 사용하면 안 됩니다. 클라리세이지, 페넬, 재스민, 로즈마리, 세이지 등이 대표적인데요, 에센셜 오일 라벨에 임신 주의 문구가 있는지 꼭 확인해야 합니다.

안전하게 사용할 수 있는 오일로는 레몬, 오렌지, 베르가못 등 상쾌한 시트러스 계열과 라벤더, 일랑일랑 등 편안한 꽃 향기 오일이 있습니다. 레몬그라스와 진저는 입덧 완화에, 프랑킨센스는 심신 안정에 도움이 됩니다. 페퍼민트는 냉각 효과로 부종 완화에 효과적이지만 임신 후기에는 자제하는 것이 좋습니다.

아로마 마사지나 입욕은 에센셜 오일을 안전하게 즐길 수 있는 방법입니다. 다리 부종과 피로 해소를 위해 발이나 종아리 부분을 부드럽게 마사지하면 혈액순환에 도움이 되고 긴장을 풀어줍니다. 입욕할 때는 따뜻한 물에 에폼솔트나 우유를 타고 라벤더, 일랑일랑 오일 1~2방울을 떨어뜨리면 편안한 휴식을 취할 수 있습니다. 단, 뜨거운 물은 삼가고 15분 이내로 입욕 시간을 제한해야 합니다.

에센셜 오일 대신 티백이나 건조 허브, 허브티를 활용하는 것도 좋은 방법입니다. 레몬밤, 캐모마일, 페퍼민트 등의 허브티는 심신 안정에 도움을 주고 숙면을 취하게 합니다. 물에 담갔다 짜낸 허브 티백으로 온 트리트먼트를 하면 부종과 피로가 개선됩니다. 산후 회복을 돕는 어성초, 쉬파란 등 한방 좌욕제를 활용하는 것도 방법입니다.

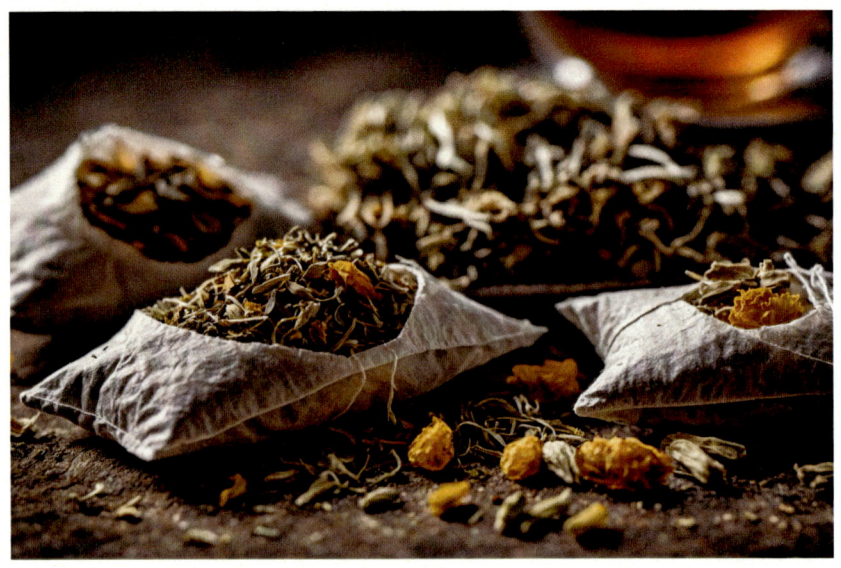

임신은 축복이자 도전의 시간이기도 합니다. 풍부한 감정의 기복을 겪기도 하고, 새로운 변화에 적응하느라 힘들 수도 있습니다. 그럴 때 아로마의 은은한 향기는 마음을 평온하게 해주고 긴장을 이완시켜 줍니다. 레몬, 네롤리, 버가못 오일은 울적한 기분을 밝혀주고, 버베나와 만다린은 마음을 밝고 긍정적으로 만들어 줍니다. 산전 우울감이 있다면 베르가못이나 프랑킨센스 오일로 마음을 다독여 주세요.

마지막으로 임신 중 에센셜 오일 사용 시 반드시 주의해야 할 점을 정리하겠습니다. 에센셜 오일은 피부에 바르기 전 패치테스트를 해야 하며, 원액 사용은 절대 금물입니다. 알레르기 반응, 두통, 메스꺼움 등이 나타나면 즉시 사용을 중단해야 합니다. 호흡기 질환이나 간질, 고혈압 등 특이 체질이 있다면 전문가와 상담 후 사용하는 것이 안전합니다.

아로마 마사지,
어린 아이에겐 피하는 게 좋아요

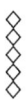

라벤더 에센셜 오일의 진정 효과는 널리 알려져 있어요. 올레인산, 리날룰 등의 성분이 스트레스와 긴장을 완화하고 편안함을 선사하죠. 아기에게 라벤더 마사지를 해주면 숙면에 도움이 될 거예요. 하지만 모든 아이에게 적합하지는 않아요.

아기 마사지에 에센셜 오일을 활용하려면 아이의 연령, 체질, 건강상태를 고려하는 것이 가장 중요합니다. 생후 6개월 미만의 아기는 피부가 매우 연약하고 민감해요. 이 시기엔 캐리어 오일만으로 부드럽게 마사지 해주는 것이 안전합니다.

6개월에서 2세 사이의 아기라면 에센셜 오일을 활용해볼 수 있어요. 단, 30ml의 캐리어 오일에 라벤더 에센셜 오일 1방울만 희석해서 사용하길 추천합니다. 처음엔 팔 안쪽에 소량을 발라 패치테스트를 해보세요. 24시간 지켜보고 트러블이 없다면 마사지에 활용해도 좋아요.

아기 마사지는 배와 가슴, 등은 피하고 팔다리를 중심으로 해주세요. 오일을 바른 손으로 부드럽게 쓸어주듯 마사지하며, 관절은 원을 그리듯 가볍게 문질러 주는 것이 좋아요. 10분 정도 마사지 해주면 피부 자극 없이 긴장을 풀어줄 수 있어요.

유칼립투스, 페퍼민트, 로즈마리 같은 강한 멘톨 성분이 있는 오일은 아기에겐 자극적일 수 있어 피하는 편이 좋아요. 대신 라벤더, 캐모마일, 만다린 같은 부드럽고 편안한 향의 오일을 선택하세요.

에센셜 오일 마사지가 부담스럽다면 목욕 시간을 활용해 보는 것도 좋아요. 아기 몸을 씻길 때 따뜻한 물에 라벤더 오일 1~2방울을 떨어뜨리면 은은한 향기로 아기를 감싸줄 수 있죠. 입욕제처럼 활용해 보세요.

아로마 디퓨저는 아기가 있는 공간에선 가급적 사용을 자제하는 편이 좋습니다. 아기의 호흡기는 민감하기 때문이에요. 방 한 편에서 15~20분 정도만 짧게 사용하고, 창문을 열어 환기를 꼭 해주세요.

에센셜 오일은 신중하고 제한적으로 사용해야 하지만, 올바르게만 활용한다면 우리 아이를 더욱 건강하게 해줄 거예요. 좋은 품질의 오일을 선택하고, 전문가와 상의해서 아이에게 맞는 방법을 찾아보세요.

따뜻한 마사지와 함께 전해지는 엄마, 아빠의 손길과 향기는 아기에게 사랑과 안정감을 전해 줄 거예요. 건강한 성장을 돕는 소중한 시간이 될 거라 믿어 의심치 않습니다.

아로마 트러블 대처법

때로는 아로마 테라피 라이프에서 예기치 못한 난관에 부딪히게 됩니다. 피부 트러블이나 두통 같은 부작용으로 인해 아로마 테라피의 매력에 빠져들기도 전에 좌절하고 마는 경우가 있죠. 하지만 포기하지 마세요. 천천히, 그리고 꾸준히 문제의 원인을 찾아 해결해 나간다면 아로마 테라피가 주는 놀라운 힐링을 경험할 수 있습니다.

가장 먼저 할 일은 증상의 근원을 파헤치는 것입니다. 어떤 에센셜 오일을 사용했을 때 부작용이 나타났나요? 혹시 평소보다 더 진한 농도로 사용하진 않았나요? 환기가 잘 되지 않는 공간은 아니었나요? 종종 우리는 무심코 에센셜 오일을 너무 강하게, 또는 너무 많이 사용하곤 합니다. 문제의 원인을 찾았다면 농도를 조절하고 맞지 않는 오일은 잠시 멀리하세요.

그리고 창문을 활짝 열어 신선한 공기를 맞이하세요. 답답한 실내 공기가 아로마의 효과를 반감시킬 수 있습니다. 에센셜 오일의 순수한 향기가 맑은 공기를 타고 부드럽게 퍼져나가게 해주세요. 좋아하는 에센셜 오일을 딱 2~3방울, 디퓨저에 떨어뜨려 은은하게 향을 풍기는 것도 좋습니다.

그럼에도 불구하고 증상이 나아지지 않는다면, 우리의 몸과 마음이 쉴 틈을 주지 않았던 건 아닐까요? 대신 자연 속에서 휴식을 취해보세요. 숲 속을 거닐며 피톤치드를 만끽하고, 꽃밭에 앉아 향긋한 꽃내음을 맡아보세요. 자연의 심오한 향기를 온 몸으로 느끼다 보면 어느새 지친 심신에 활력이 되살아납니다.

또한 건강한 생활 습관이야말로 아로마 테라피 트러블을 예방하는 지름길입니다. 균형 잡힌 식단, 적당한 운동, 충분한 수면으로 면역력을 높이세요. 나쁜 습관은 우리 몸을 예민하게 만들어 아로마 테라피의 자극에 쉽게 반응하게 만듭니다. 스트레스 또한 건강을 위협하는 적. 좋아하는 음악을 듣고, 사랑하는 사람들과 대화를 나누며 긴장을 풀어주세요.

그러나 이 모든 것을 고려해도 트러블 증상이 사라지지 않는다면 전문가와 상담하는 것이 현명합니다. 숨겨진 알레르기 반응일 수도, 평소 잠재해있던 건강 문제일 수도 있습니다. 망설이지 말고 전문의의 도움을 받으세요. 아로마 테라피는 우리 삶의 질을 높이기 위한 도구이지, 건강을 위협하는 요인이 되어서는 안 됩니다.

우리 모두는 아로마 테라피를 통해 자연을 만끽하고 싶어 합니다. 허나 무턱대고 사용한다면 그 효능은 반감되고 말 것입니다. 자신의 몸 상태를 살피고 변화에 귀 기울이세요. 조금은 느리더라도 꾸준히 실천한다면 아로마 테라피는 어느새 우리 곁에 살며시 스며들 것입니다.

마치며

   시간이 지날수록 우리는 더욱 많은 것을 잃어갑니다. 그러나 잃어버린 것들 중에는 오히려 놓아주어야 할 것들도 있죠. 지금 이 순간, 당신이 힘들어하는 스트레스와 불안, 긴장과 우울함도 아로마의 힘으로 놓아버릴 수 있습니다.

   우리는 아로마 테라피를 통해 단순한 치료의 개념을 넘어, 스스로를 돌보고 사랑하는 방법을 배웠어요. 일상의 작은 순간들을 향기로 채우면서 자신만의 휴식과 힐링을 선물하는 것, 이것이 바로 아로마 라이프의 정수랍니다.

   달콤한 플로럴 향이 번지는 욕조에서의 배스 타임, 상쾌한 민트향과 함께하는 기분 전환 시간, 부드러운 꽃향기에 둘러싸여 지치고 힘든 날의 마무리를 하는 것. 이런 소소하지만 확실한 행복을 매일 누릴 수 있다는 건 아로마 테라피가 우리에게 주는 가장 큰 선물이에요.

   앞으로도 당신의 일상 곳곳에 아로마의 향기를 불어넣으세요. 커다란 변화를 바라지 않아도 됩니다. 지금처럼 작은 행복을 쌓아가는 것으로 충분해요. 아로마와 함께라면 어려운 시간도, 지치고 힘든 순간도 과감히 이겨낼 수 있을 거예요.

내 손으로 시작하는 아로마 테라피

발 행   2024년 6월 21일 초판 1쇄 발행
저 자   이 주 예
발행처   클레버니스
발행인   조 성 준
주 소   서울특별시 은평구 갈현로 11길 46
전 화   010-2993-3375
팩 스   02-2275-3371
등록번호   제 2024-000045호
등록일자   2024년 5월 9일
ISBN   979-11-987770-5-8 (03510)
정 가   20,000원